标准取穴定位图册

（高清真人图解版）

孙金芳 ◎ 主审

尹爱兵　任超 ◎ 主编

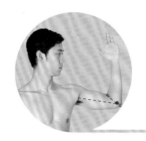

少海 —— 心火的"灭火器"

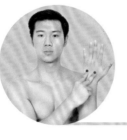

腰痛点 —— 改善急性腰扭伤

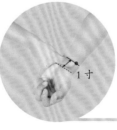

1寸

经渠 —— 缓解手腕痛

 化学工业出版社

·北京·

本书以快速、准确取穴为出发点，从基本的经脉循行路线入手，介绍了涵盖十二正经、任督二脉、经外奇穴等409个穴位的穴位位置、简易取穴方法和对症治病。一穴双图，既有经络骨骼穴位图解，又有真人图片对照；一穴双解，既有人体骨骼图上的精确定位，又有简易取穴法的通俗讲解，帮助读者快速、准确找到想找的穴位，方便实用。

此外，本书还给出60种常见疾病的特效穴位及按摩方法，同时推荐四季养生特效穴，让读者用的方便贴心。随书附赠手足反射区挂图，部分穴位附赠简易取穴视频二维码，手机扫一扫，医学专家标准演示，学取穴更轻松。

图书在版编目（CIP）数据

标准取穴定位图册：高清真人图解版 / 尹爱兵，任超主编. — 北京：化学工业出版社，2016.8（2024.7重印）
ISBN 978-7-122-27356-7

Ⅰ. ①标… Ⅱ. ①尹… ②任… Ⅲ. ①穴位-图解
Ⅳ. ①R224.4

中国版本图书馆CIP数据核字（2016）第133797号

责任编辑：邱飞婵　　　　　　全案策划：
文字编辑：赵爱萍　　　　　　摄　　影：　双福 SF 文化·出品　www.shuangfu.cn
责任校对：宋　玮　　　　　　装帧设计：

出版发行：化学工业出版社（北京市东城区青年湖南街13号　　邮政编码 100011）
印　　装：河北尚唐印刷包装有限公司
889mm×1194mm　印张 10 字数 250 千字
2024年7月第 1 版第 11 次印刷

购书咨询：010-64518888
售后服务：010-64518899
网　　址：http://www.cip.com.cn
凡购买本书，如有缺损质量问题，本社销售中心负责调换。

定　　价：59.80元

目录

第九章　足少阴肾经 /66

第十章　手厥阴心包经 /74

第十一章　手少阳三焦经 /78

第十二章　足少阳胆经 /85

第一章
经络穴位必备基础知识

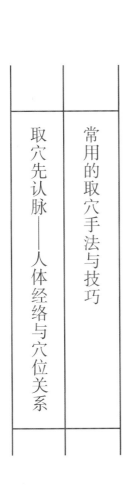

常用的取穴手法与技巧

取穴先认脉——人体经络与穴位关系

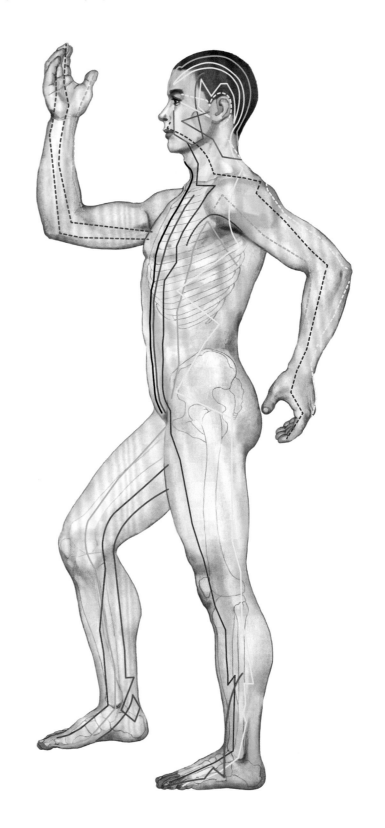

取穴先认脉——人体经络与穴位关系

人体内看不见的河流——经络

经络是运行气血、联系脏腑和体表及全身各部的通道。"经"的原意是"纵丝"，有路径的意思，是气血运行的主要路径，存在于机体内部，贯穿上下，沟通内外；"络"的原意是"网络"，是主路分出的辅路，存在于机体的表面，纵横交错，遍布全身。

经络的主体叫经脉，是运行气和血的主要道路。人体的经脉包括十二正经和奇经八脉，任脉和督脉便是奇经八脉的代表。如果十二正经是奔流不息的江河，那奇经八脉就像水库一样蓄积渗灌，调节和联络着人体的气血。

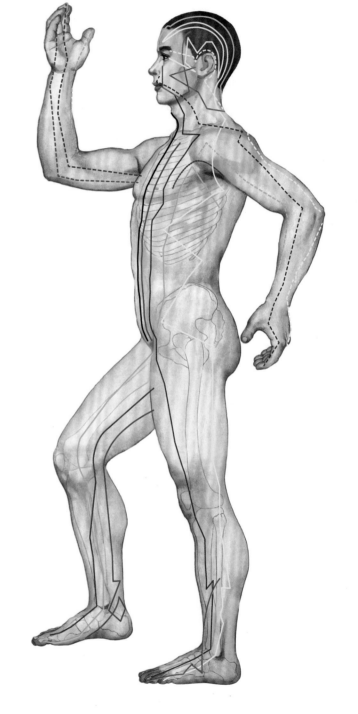

— 足阳明胃经   ---- 手少阴心经

---- 手阳明大肠经   — 足厥阴肝经

— 足少阳胆经   ---- 手厥阴心包经

— 手少阳三焦经   — 足太阴脾经

— 足太阳膀胱经   ---- 手太阴肺经

---- 手太阳小肠经   — 督脉

— 足少阴肾经   — 任脉

"不通则痛"。当经络不通时，一方面气血运行受阻会产生瘀滞，另一方面因为受阻，气血不能正常运行，身体的其他部位就会气血不足，这两种情况都会产生疼痛。《灵枢·经脉》："经脉者，所以能决死生，处百病，调虚实，不可不通。"

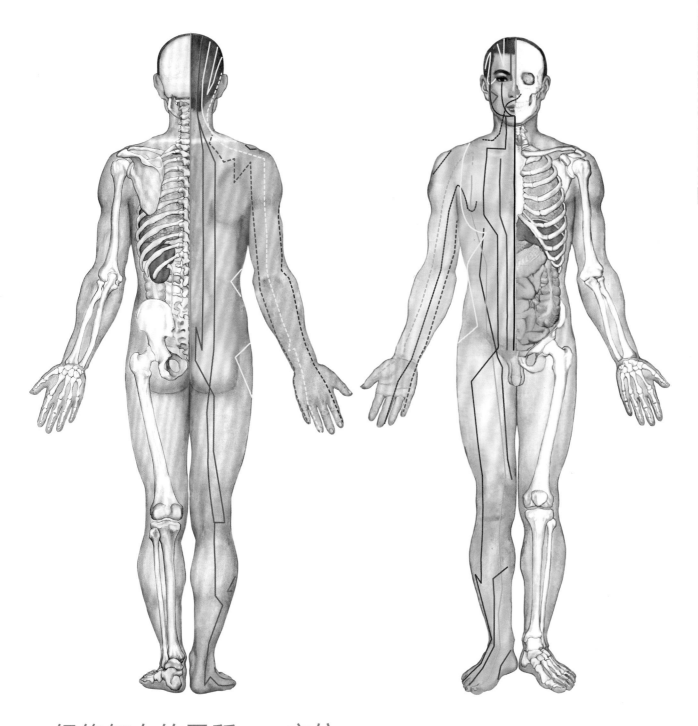

经络气血的居所——穴位

　　腧穴是人体脏腑经络气血输注出入的特殊部位。"腧"通"输"，或从简作"俞"。"穴"是空隙的意思。人体穴位主要有三大作用，它既是经络之气输注于体表的部位，又是疾病反映于体表的部位，还是针灸、推拿、保健等疗法的施术部位。

　　有个较为形象的比喻是把经络比作是一个城市的公交路线，那么穴位就是公交线路上的顺序站点，是经络中气血汇聚的地方。经络穴位养生就是根据中医经络腧穴理论，按照中医经络和腧穴的功效主治，采取针、灸、推拿、导引等方式，达到舒经理络、交通阴阳而最终实现驱邪治病，使机体恢复阴平阳秘的和谐状态。

常用的取穴手法与技巧

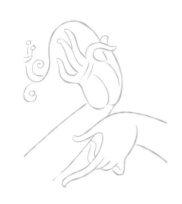

常用的取穴手法有经验取穴法、体表标志法、指寸取穴法和骨度分寸法四种。

◎经验取穴法

即简易取穴法，是人们在长期实践中积累的取穴法，此法简便易行，适合平常人使用，如两耳尖直上连线中点，即是百会；两手虎口自然平直交叉，在食指指端即为列缺；半握拳，以中指的指尖切压在掌心的第1横纹上为劳宫等。

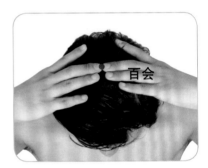
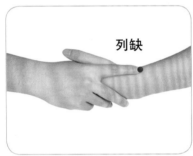
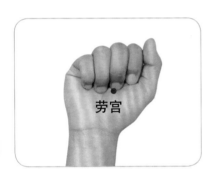

◎体表标志法

根据人体的一些自然条件来做定穴的一种标准。分为固定标志和活动标志两类，以体表某些标志如五官、毛发、指甲、乳头、脐或关节、肌肉等活动时产生的孔隙、凹陷等来作为依据取穴，这样的取穴方法就是体表标志法。

通常比较多用此法取的穴位，如印堂，在两眉中间；膻中，在两乳头水平连线中点；以内踝尖为标志，其上3寸胫骨内侧后缘为三阴交，其下方为照海；取耳门、听宫、听会等应张口等。

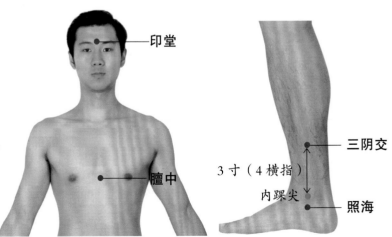

◎指寸取穴法

指寸取穴法是在骨度分寸和体表标志法的基础上，以被取穴者本人的手指做测量标准来找穴位的一种方法。

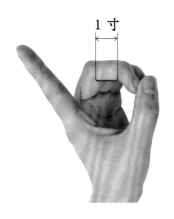

中指同身寸：

以中指中节的长度为1寸。即以患者的中指屈曲时，中节内侧两端纹头之间作为1寸。这种方法适用于四肢及脊背做横寸折算。

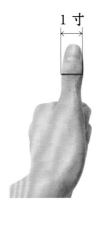

拇指同身寸：

《备急千金要方》有说："男左女右手中指上第一节为一寸，亦有长短不定者，即取手拇指第一节横度为一寸"。即拇指指关节之横度作为1寸。

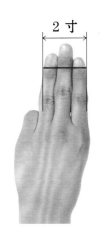
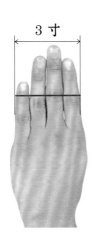

横指同身寸：

又称"一夫法"，也即以示指（食指）、中指、环指（无名指）、小指四指相并，以中指第2节横纹为准，量取四横指为3寸。而以示指（食指）、中指、环指（无名指）三指相并，以中指第1节横纹处为准，量取3横指为2寸。

指寸取穴法必须在骨度规定的基础上运用，不能以指寸悉量全身各部，否则长短失度，骨度分寸与指寸在临床应用中应该互相结合。

◎骨度分寸法

以骨节为主要标志测量周身各部的大小、长短，并依其尺寸按比例折算作为定穴的标准，古称"骨度法"。分部折寸的尺度应以患者本人的身材为依据。

需注意人体的各个部位折算长度是分别规定的，如把头部正面两额角发际（头维）之间做9寸，腋横纹至肘横纹做9寸等。

取穴时，以前臂的内关为例，内关在手掌侧腕横纹上 2 寸，而从肘横纹到腕横纹总共是 12 寸，2 寸就是 12 寸的六分之一处。又如关元在脐下 3 寸，从脐到耻骨最高点总共是 5 寸，脐下五分之三处就是关元。如此慢慢熟悉，大家都能掌握找穴位的技巧。

部位	起止	骨度/寸	度量
头面部	前发际正中至后发际正中	12	直寸
	眉间（印堂）至前发际正中	3	直寸
	两额角发际（头维）之间	9	横寸
	耳后两乳突（完骨）之间	9	横寸
胸腹胁部	胸骨上窝（天突）至胸剑结合（歧骨）	9	直寸
	胸剑结合中点（歧骨）至脐中（神阙）	8	直寸
	脐中至耻骨联合上缘（曲骨）	5	直寸
	两乳头之间	8	横寸
	两肩胛骨喙突内侧缘之间	12	直寸
背部	肩胛骨内缘（近脊柱侧）至后正中线	3	横寸
上肢部	腋前、后纹头至肘横纹（平尺骨鹰嘴）	9	直寸
	肘横纹（平尺骨鹰嘴）至腕掌（背）侧横纹	12	直寸
下肢部	耻骨联合上缘至髌底	18	直寸
	髌尖（膝中）至内踝尖	15	直寸
	胫骨内侧髁下方阴陵泉至内踝尖	13	直寸
	股骨大转子至腘横纹（平髌尖）	19	直寸
	臀沟至腘横纹	14	直寸
	腘横纹（平髌尖）到外踝尖	16	直寸
	内踝尖至足底	3	直寸

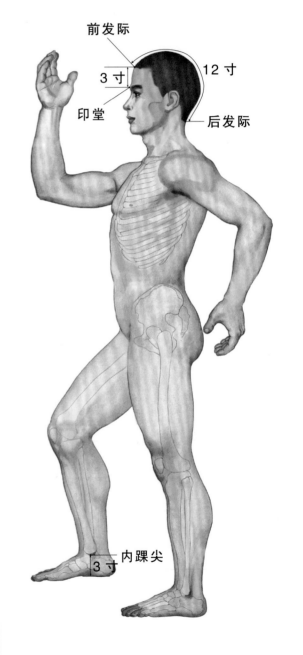

前发际
3 寸
印堂
12 寸
后发际
内踝尖
3 寸

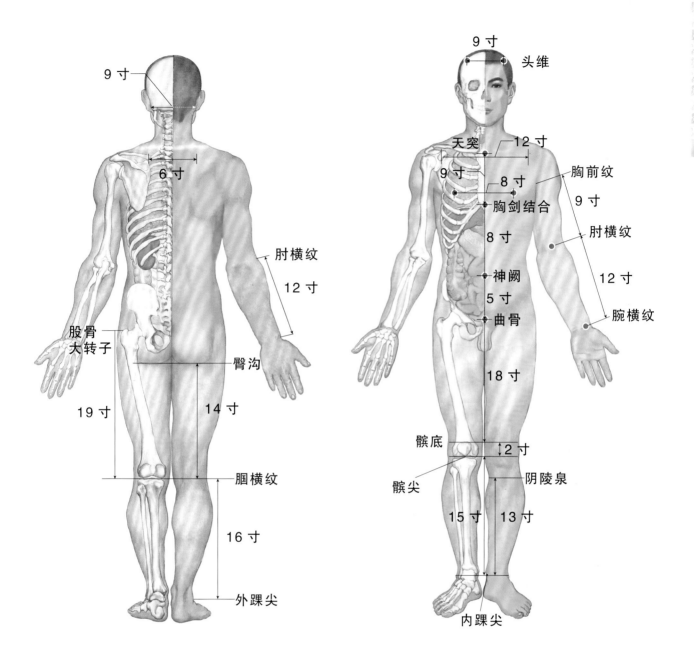

为了准确而快捷找到经络穴位，除了掌握以上一些基本方法外，由于个体之间还会有差异，因此我们还可以结合如下标准和某些穴位特点来取穴：一般正确的穴位多在骨的上下左右旁，或两骨相接的关节部位凹陷中，或骨肌的中间，或两肌的中间，很少在骨上或血管中，在骨旁侧部位的经穴（腹部无骨处除外）可用拇指指尖掐之，如有酸麻如触电般的感觉说明取穴正确。若只觉麻痛（有的数分钟才感觉到酸麻）应加深或偏左偏右试之，酸胀痛麻感觉逐渐明显则取穴正确，这也是阿是穴的取穴方法。

第二章
手太阴肺经

◆经络循行

从肺系横出腋下，循上臂内侧，下向肘中，沿前臂内侧进入寸口，沿鱼际出拇指末端。

◆作用及主治

肺经与肺、胃、大肠联系密切，肺经畅通也就保证了这些相关器官的功能正常。本经主要治疗咳、喘、咯血、咽喉痛等肺系疾患，及经脉循行部位的肿痛、麻木、发冷、酸胀等症。

◆保养方法

平常看电视、等车等空闲时间都可以用手掌轻轻拍一拍该经的循行位置。寅时（3:00～5:00）肺经当令，是人体气血从静变为动的开始，必须要有深度睡眠，最怕有人打扰。

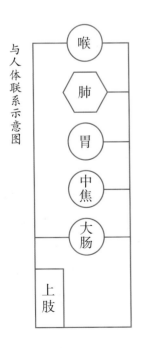

与人体联系示意图

喉

肺

胃

中焦

大肠

上肢

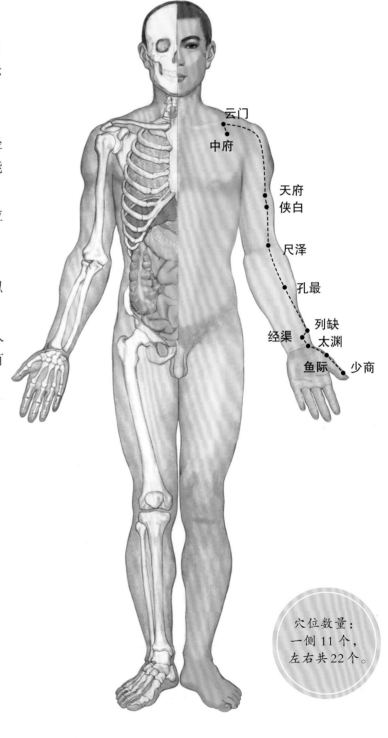

云门
中府
天府
侠白
尺泽
孔最
列缺
经渠
太渊
鱼际
少商

穴位数量：
一侧 11 个，
左右共 22 个。

注意：此经脉图只显示了一侧的穴位。

zhōng fǔ
中府 改善胸闷、咳嗽

【功效妙用】主治高血压病、咳嗽、腹胀、气喘、乳腺炎，长按有丰胸的作用。

【精确定位】在胸部，平第1肋间隙处，正中线旁开6寸，左右各1穴。

yún mén
云门 改善咳嗽、肩背痛

【功效妙用】主治咳嗽，胸痛，肩痛不举。

【精确定位】在胸外侧部，肩胛骨喙突上方，前正中线旁开6寸，锁骨下窝凹陷处，左右各1穴。

【使用方法】每天早、中、晚分别按揉云门3～5分钟，可预防咳嗽痰多。

tiān fǔ
天府 预防鼻炎

【功效妙用】主治气喘、鼻塞、上臂痛等。

【精确定位】在臂内侧面，肱二头肌桡侧缘，腋前纹头下3寸处，左右各1穴。

【使用方法】每晚按揉天府2～3分钟对鼻部起保健作用，可以预防鼻炎。

xiá bái
侠白 补肺气

【功效妙用】主治咳嗽、干呕，对肺气不足引起的心动过速可起到调节作用。

【精确定位】在臂内侧面，肱二头肌桡侧缘，腋前纹头下4寸，肘横纹上5寸处，左右各1穴。

【简易取穴诀窍】两手叉腰立正，可看到锁骨外端下缘有处明显的三角窝，从这里垂直往下推第1条肋骨处就是中府。

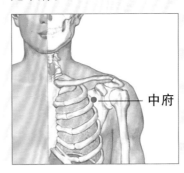
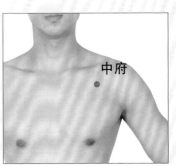

【简易取穴诀窍】两手叉腰立正，锁骨外侧端下缘的三角形窝正中处。

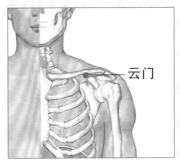
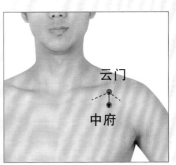

【简易取穴诀窍】肱二头肌桡侧缘，腋前纹头下3寸处。

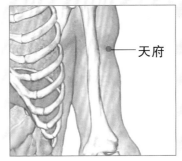
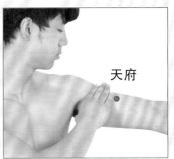

【简易取穴诀窍】天府下一个拇指的位置。

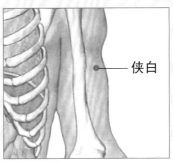
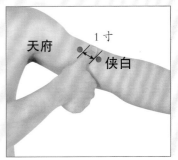

9

尺泽 chǐ zé 降火、清热、润肺

【功效妙用】主治咳嗽、咽喉肿痛、肘臂挛痛，长按可缓解肘关节及周围软组织疼痛。

【精确定位】在肘部横纹上，肱二头肌腱的桡侧缘凹陷中，左右各1穴。

【简易取穴诀窍】坐正，手掌朝上微屈肘，你会在手臂内侧中央处摸到一粗腱，粗腱的外侧就是尺泽。

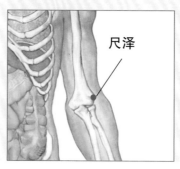
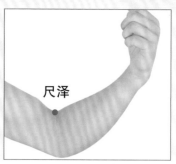

孔最 kǒng zuì 专治咯血

【功效妙用】清热凉血。主治支气管扩张伴咯血；改善心肺功能，戒烟者可经常按揉孔最。

【精确定位】在前臂掌面桡侧，尺泽与太渊连线上，腕横纹上方7寸，左右各1穴。

【简易取穴诀窍】先找到腕横纹及肘横纹之间的中点，该中点向上量一横指（拇指），平该点水平摸前臂外侧骨头的内缘。

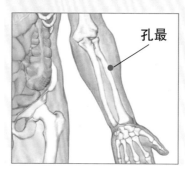
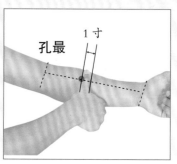

列缺 liè quē 缓解偏头痛

【功效妙用】缓解偏头痛、咳嗽、口眼㖞斜，长按治疗小便过多。

【精确定位】在小臂，掌后腕横纹桡侧端，桡骨茎突上方，腕横纹上1.5寸，左右各1穴。

【简易取穴诀窍】两手虎口自然平直交叉，一手示指（食指）按在另一手桡骨茎突上，指尖下凹陷处就是列缺。

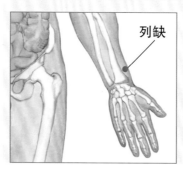
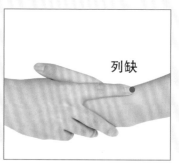

经渠 jīng qú 缓解手腕痛

【功效妙用】主治咳嗽喘憋、胸闷气短，手腕疼痛时可按揉此穴。

【精确定位】位于桡骨茎突内侧，腕横纹上1寸，桡动脉桡侧凹陷中，左右各1穴。

【简易取穴诀窍】腕横纹向上量一横指（拇指），平该点水平摸前臂外侧骨头的内缘。

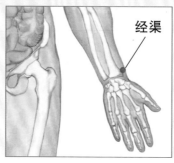
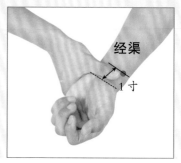

tài yuān
太渊 保心肺

【功效妙用】补益肺气。主治久病咳嗽气喘；利心脏促进血液循环，经常按揉可预防心肺疾病。

【精确定位】在掌后腕横纹桡侧，桡动脉的桡侧凹陷中，左右各1穴。

【简易取穴诀窍】掌后腕横纹桡侧可触摸到一个小凹陷，深按之，有搏动处。

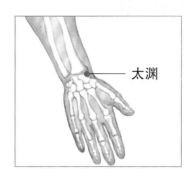 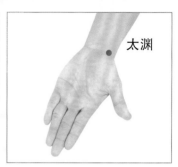

yú jì
鱼际 清肺热

【功效妙用】清热利咽，对肺热引起的咽喉肿痛、失音有特效。

【精确定位】在手上，拇指下方，第1掌骨中点桡侧，赤白肉际处，左右各1穴。

【简易取穴诀窍】掌心朝上，第1掌指关节后凹陷处就是鱼际。

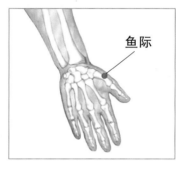 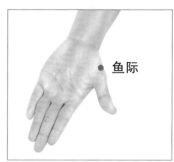

shào shāng
少商 专治咳嗽、咽喉肿痛

【功效妙用】主治发热引起的昏迷，感冒引起的咽喉肿痛，可在此处用三棱针点刺放血。

【精确定位】在手拇指末节桡侧，距指甲角0.1寸，左右手各1穴。

【简易取穴诀窍】拇指指甲旁开0.1寸处就是少商。

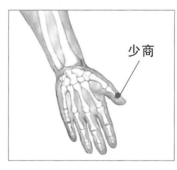 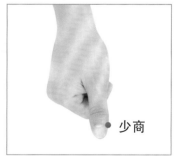

第三章
手阳明大肠经

◆经络循行

起于示指（食指）末端，沿示指（食指）、虎口循行进入肘外侧，经上臂外侧入肩，于肩缝前部循行入颈部，入下齿，过人中，止于对侧鼻翼。

◆作用及主治

大肠经对淋巴系统有自然保护功能，经常刺激可增强人体免疫力。本经主要治疗头面五官疾患、咽喉病、热病、皮肤病、肠胃病证，如眼睛干涩、流涕、鼻出血、牙龈肿痛、肠鸣、腹泻等，及经脉循行部位的其他病证。

◆保养方法

卯时（5:00～7:00）大肠经当令。清晨起床后最好养成排便的习惯。起床后先喝杯温开水，把前一天积攒下来的废物排出体外。也可手握空拳，沿着大肠经的循行路线从下往上敲。

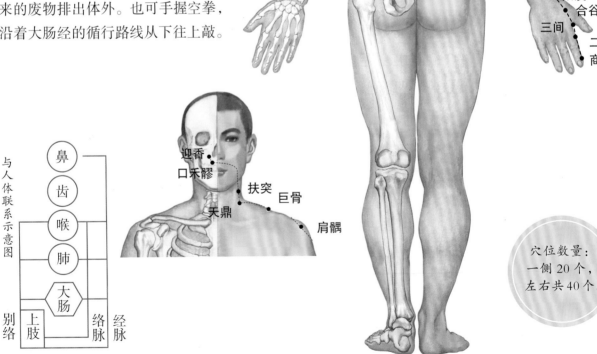

与人体联系示意图

鼻
齿
喉
肺
大肠
别络　上肢　络脉　经脉

迎香
口禾髎
扶突
天鼎
巨骨
肩髃

臂臑
手五里
肘髎
曲池
上廉
手三里
下廉
温溜
偏历
阳溪
合谷
三间
二间
商阳

穴位数量：
一侧20个，
左右共40个。

注意：此经脉图只显示了一侧的穴位。

12

商阳

shāng yáng

减轻咽喉肿痛

【功效妙用】主治咽喉肿痛、赤痛、手指麻木等。感冒引起的咽喉肿痛，可用三棱针点刺放血治疗。

【精确定位】在手示指（食指），末节桡侧，距指甲角 0.1 寸，左右手各 1 穴。

【简易取穴诀窍】微握拳，拇指按压在示指（食指）指甲旁的位置就是商阳。

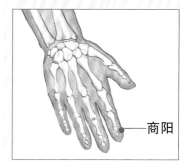
商阳

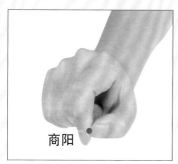
商阳

二间

èr jiān

缓解牙痛

【功效妙用】主治热病引起的头痛、牙龈肿痛，手指麻木、肿胀时可按揉此穴。

【精确定位】在示指（食指）第 2 掌指关节前，桡侧凹陷处，左右手各 1 穴。

【简易取穴诀窍】微握拳，示指（食指）掌指关节前缘凹陷处。

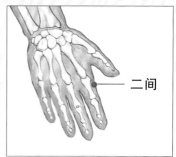
二间

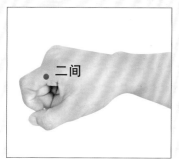
二间

三间

sān jiān

治疗肩周炎

【功效妙用】主治手指、手背肿痛及肩周炎，对腹泻伴肠鸣有较好的疗效。

【精确定位】在示指（食指）桡侧第 2 掌指关节后凹陷处，左右手各 1 穴。

【简易取穴诀窍】微握拳，示指（食指）掌指关节后缘桡侧凹陷处。

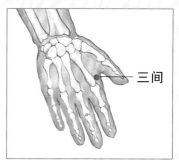
三间

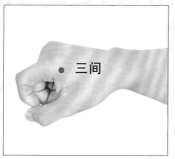
三间

合谷

hé gǔ

主治头面部诸症

【功效妙用】为牙痛、头痛、口眼㖞斜等头、面部各症的特效穴位。

注意：孕妇不宜按压、针刺合谷。

【精确定位】在手背，第 1、第 2 掌骨间，当第 2 掌骨桡侧的中点处，左右手各 1 穴。

【简易取穴诀窍】一手的拇指指间关节横纹，放在另一只手的拇、示指（食指）指间的指蹼缘处，拇指尖下的穴位就是合谷。

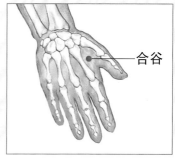
合谷

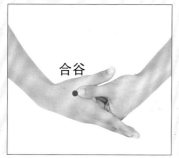
合谷

yáng xī
阳溪 提神，补阳气

【功效妙用】主治心烦引起的焦虑、失眠；阳溪最能通经活络，经常按压可缓解手腕部疼痛。

【精确定位】在腕背横纹桡侧，拇指上翘，当拇短伸肌腱与拇长伸肌腱之间的凹陷中，左右手各1穴。

【简易取穴诀窍】手朝上，拇指向上翘起，腕横纹前露出两条筋，所形成的凹陷正中就是阳溪。

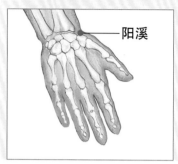
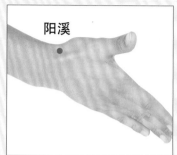

piān lì
偏历 预防面神经麻痹

【功效妙用】主治耳鸣、耳聋、口眼㖞斜、腹部胀满水肿；经常按揉此穴可预防面神经麻痹。

【精确定位】屈肘，在阳溪与曲池连线上，腕横纹上3寸，左右各1穴。

【简易取穴诀窍】先两手虎口垂直交叉，当中指端落于前臂背面，所指处有一凹陷就是此穴。

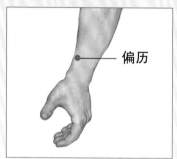
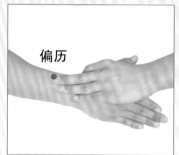

wēn liū
温溜 温暖肠腑

【功效妙用】主治急性肠鸣、腹痛（可用灸法），能够缓解手臂酸痛不举，治疗青春痘。

【精确定位】在前臂背面桡侧，在阳溪与曲池连线上，腕横纹上5寸，左右各1穴。

【简易取穴诀窍】侧腕屈肘，在阳溪与曲池的连线上，阳溪上5寸处取穴。

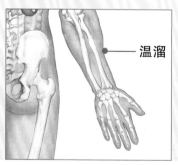
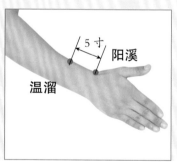

xià lián
下廉 专治网球肘

【功效妙用】清利肠腑，通经活络。主治网球肘、肘关节炎、腹痛等。

【精确定位】在前臂背面桡侧，在阳溪与曲池连线上，肘横纹下4寸，左右各1穴。

【简易取穴诀窍】手三里下三横指处。

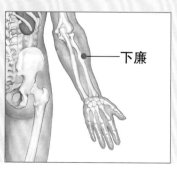
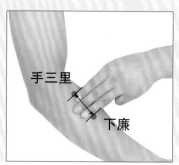

上廉
缓解臂痛

【功效妙用】主治半身不遂、前臂疼痛，可促进胃蠕动，常与下廉配合使用。

【精确定位】在前臂背面桡侧，在阳溪与曲池连线上，肘横纹下3寸，左右各1穴。

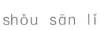

手三里
减肥要穴

【功效妙用】常用于上臂无力，伸举不能的治疗。想要减肥的朋友长按手三里，可以调理肠胃，有抑制食欲的功效。

【精确定位】在前臂背面桡侧，当阳溪与曲池连线上，肘横纹下2寸，左右各1穴。

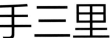

曲池
主治上肢瘫痪

【功效妙用】常用于治疗肩肘关节疼痛、上肢活动不利，长按可调理肠腑。配合足三里可治疗高血压病，还可抑制小儿多动症。

【精确定位】在肘横纹外侧端，屈肘，当尺泽与肱骨外上髁连线中点，左右各1穴。

肘髎
缓解手臂麻木

【功效妙用】通经、散瘀、止痛。主治手臂疼痛麻木，肱骨外上髁炎。

【精确定位】在臂外侧，屈肘，曲池上方1寸，当肱骨边缘处，左右各1穴。

【简易取穴诀窍】手三里下量一横指（拇指）。

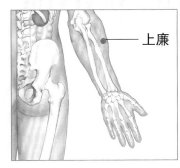
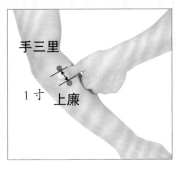

【简易取穴诀窍】将手掌心对着自己的前胸屈肘，曲池前三横指处就是手三里。

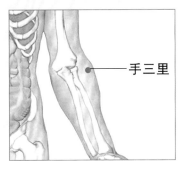
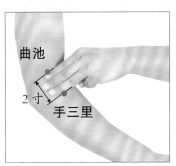

【简易取穴诀窍】掌心朝上，屈肘，肘关节桡侧，肘横纹尽头就是曲池。

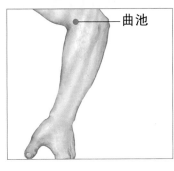
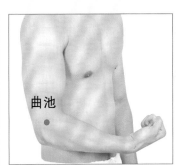

【简易取穴诀窍】曲池穴向上量一横指（拇指），水平向肱骨边缘处。

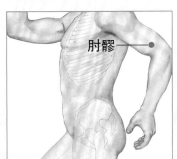
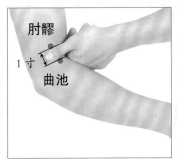

手五里 shǒu wǔ lǐ
专治肩膀诸症

【功效妙用】通经活络。善治肩膀诸症，对肩膀挛痛、肩周炎有较好的疗效，经常按揉可促进上肢血液循环。

【精确定位】在臂外侧，曲池与肩髃连线上，曲池上3寸，左右各1穴。

【简易取穴诀窍】曲池向上量四横指。

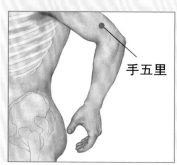
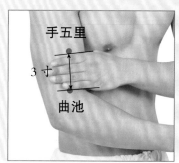

臂臑 bì nào
瘦上臂

【功效妙用】主治肩关节周围炎、颈部强硬；按臂臑同时向上提捏肌肉可瘦手臂。

【精确定位】在大臂外侧，曲池与肩髃连线上，曲池上7寸，三角肌止点处，左右各1穴。

【简易取穴诀窍】先握紧拳，上肢用力绷紧肌肉，肩上三角肌下端的偏内侧处就是臂臑。

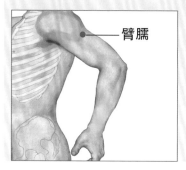
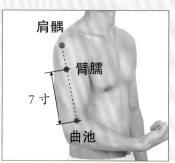

肩髃 jiān yú
肩周炎的克星

【功效妙用】具有舒经活络、通利关节的功效，与肩前、肩贞同为治疗肩周炎的要穴。平时多按可预防肩周炎。

【精确定位】在肩部，三角肌上，臂外展或向前平伸时，当肩峰前下方凹陷处，左右各1穴。

【简易取穴诀窍】将上臂外展至水平时，肩关节上出现明显的凹陷，此凹陷就是肩髃。

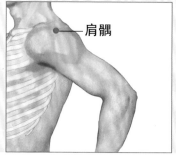
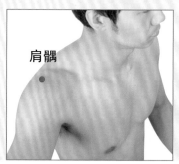

巨骨 jù gǔ
缓解肩背痛

【功效妙用】主治半身不遂、肩背痛、屈伸不能。

【精确定位】在肩上部，锁骨肩峰端与肩胛冈之间凹陷处，左右各1穴。

【简易取穴诀窍】沿着锁骨向外摸至肩峰端，再找到背部肩胛冈，两者之间凹陷处即是。

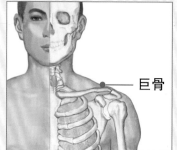
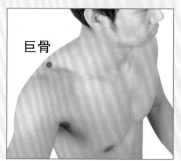

tiān dǐng
天鼎 <u>缓解扁桃体红肿疼痛</u>

【功效妙用】理气化痰、清咽利膈。主治暴喑喉痹哽噎，吞咽困难，按揉此穴可缓解扁桃体红肿疼痛,对咽喉部起保健作用。

【精确定位】在颈外侧部，胸锁乳突肌后缘，扶突与缺盆连线的中点，左右各1穴。

【简易取穴诀窍】在胸锁乳突肌后缘，当结喉旁，扶突直下1寸。

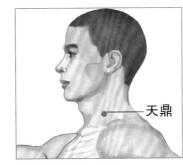
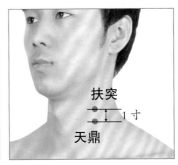

fú tū
扶突 <u>改善吞咽困难</u>

【功效妙用】主要用于治疗咽喉肿痛、吞咽困难、咳嗽痰多。

【精确定位】在人体的颈外侧部，喉结旁约3寸，当胸锁乳突肌的胸骨头与锁骨头之间，左右各1穴。

【简易取穴诀窍】喉结旁水平量约四横指。

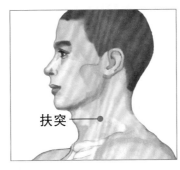
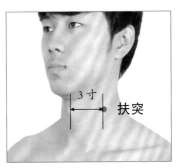

kǒu hé liáo
口禾髎 <u>改善嗅觉减退</u>

【功效妙用】主治鼻塞、鼻炎、嗅觉减退、面肌痉挛等。

【精确定位】在上唇部，当鼻孔外缘直下，平水沟，左右各1穴。

【简易取穴诀窍】水沟旁0.5寸。

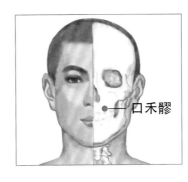
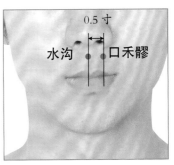

yíng xiāng
迎香 <u>专治鼻炎鼻塞</u>

【功效妙用】通利鼻窍。是治疗各种鼻科疾患的要穴，尤其对鼻炎所致鼻塞有效，可每日早晚按揉迎香。还可治疗面瘫。

【精确定位】在面部，鼻翼外缘中点旁开约0.5寸，鼻唇沟中，左右各1穴。

【简易取穴诀窍】坐位，微仰头，鼻唇沟水平向作直线外交于平鼻翼外缘处就是迎香。

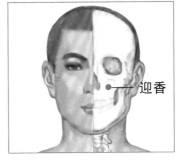
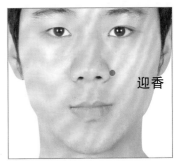

第四章
足阳明胃经

◆ 经络循行

起于鼻翼旁，交鼻根，旁约太阳之脉，下循鼻外，入上齿中，还出挟口，环唇，下交承浆，却循颌骨后下廉，出大迎，循颊车，上耳前，过上关，循发际，至额颅（部分经络循行路线）。

◆ 作用及主治

与胃经关系最紧密的腑脏是胃和脾。人体主要依赖脾和胃运化水谷和受纳腐熟食品，使全身腑脏经络得到充分的营养。本经主要治疗五官、肠胃病证及本经循行部位病痛，如腹痛、胃痛、呕吐、牙痛、下肢关节痛等。

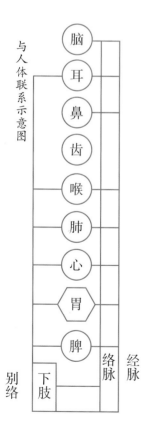

与人体联系示意图

◆ 保养方法

辰时（7:00～9:00）是胃经当令，此时吃早餐最容易消化，吸收也最好。饭后1个小时可以开始按揉胃经的主要穴位，调节肠胃，改善肠胃不适。按揉天枢2分钟可以促进消化；长期坚持按压足三里可使人精神焕发，精力充沛。

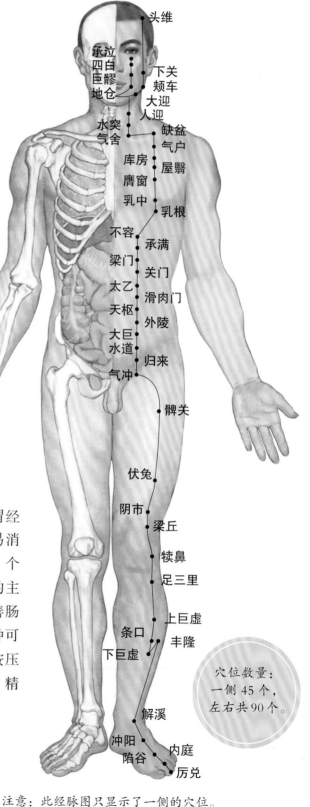

穴位数量：一侧45个，左右共90个。

注意：此经脉图只显示了一侧的穴位。

chéng qì
承泣 善治眼部诸症

【功效妙用】主治目赤肿痛、迎风流泪、近视、夜盲、青光眼、口眼㖞斜等眼部疾病。

【精确定位】在面部，瞳孔直下，眼球与眼眶下缘之间，左右各1穴。

sì bái
四白 眼睛的"卫士"

【功效妙用】按揉四白可缓解眼部肌肉疲劳和面部痉挛；可于早、中、晚按揉此穴各12次，以防治近视。

【精确定位】在面部，目正视，瞳孔直下，当眶下孔凹陷处，左右各1穴。

jù liáo
巨髎 缓解鼻出血

【功效妙用】主治口眼㖞斜、鼻出血、唇颊肿等局部五官科疾病。

【精确定位】目正视，瞳孔直下，平鼻翼下缘处，当鼻唇沟外侧，左右各1穴。

dì cāng
地仓 专治面神经炎

【功效妙用】配合颊车治疗口眼㖞斜、流涎、面神经麻痹等。

【精确定位】在面部，口角旁开0.4寸处，上直对瞳孔，左右各1穴。

【简易取穴诀窍】目正视，瞳孔之下0.7寸，四白上0.3寸。

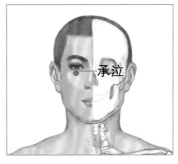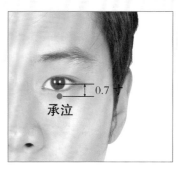

承泣

0.7寸
承泣

【简易取穴诀窍】将拇指横放在眼下，拇指掌指关节横纹垂直正对瞳孔，掌指关节横纹下端就是四白。

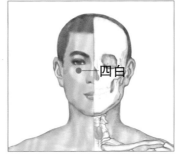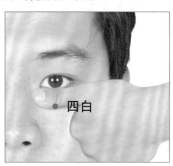

四白

四白

【简易取穴诀窍】目平视，瞳孔向下做一垂直线与鼻翼下缘水平线相交的点就是此穴。

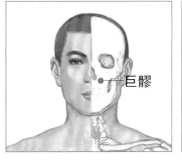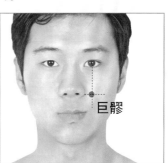

巨髎

巨髎

【简易取穴诀窍】取正坐位水平视，瞳孔向下做一垂线与口角水平线相交点就是地仓。

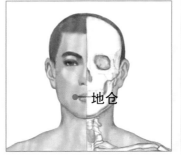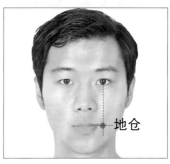

地仓

地仓

大迎 dà yíng
治疗腮腺炎

【功效妙用】祛风通络，消肿止痛。主治口角㖞斜、颊肿、齿痛、腮腺炎等。

【精确定位】在下颌角前下方约1.3寸，咬肌附着部前缘，左右各1穴。

【简易取穴诀窍】闭口鼓腮，在下颊骨骨侧边缘、面颊部可见一凹沟，其中间凹陷，用手按之有动脉搏动处就是大迎。

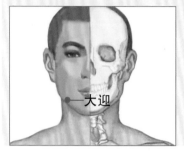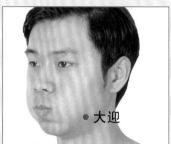

颊车 jiá chē
专治牙痛

【功效妙用】主治牙痛、下颌关节炎，配合地仓、下关治疗面神经麻痹等。

【精确定位】在面部，下颌角前上方约一横指，按之凹陷处，左右各1穴。

【简易取穴诀窍】下颌角前方，上下牙咬紧时局部有一肌肉隆起，按之有酸胀感，此处就是颊车。

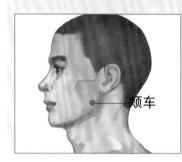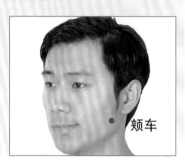

下关 xià guān
面瘫常用穴

【功效妙用】主治牙关不利，三叉神经痛，面神经炎，齿痛；口眼㖞斜；耳聋、耳鸣等。

【精确定位】在耳屏前，下颌骨髁状突前方，当颧弓与下颌切迹所形成的凹陷中，左右各1穴。

【简易取穴诀窍】耳前方，颧骨与下颌之间的凹陷处，合口有孔，张口即闭，宜闭口取穴。

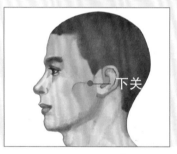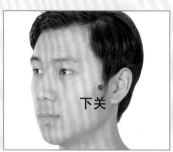

头维 tóu wéi
缓解头痛

【功效妙用】治疗前额痛、偏头痛、双目迎风流泪，女性月经期前头痛，可三棱针点刺头维放血。

【精确定位】当额角发际上0.5寸，头正中线旁4.5寸，左右各1穴。

【简易取穴诀窍】鬓角前缘向上直线与前发际交点上约半横指就是头维。

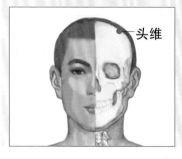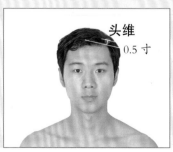

0.5 寸

rén yíng
人迎 —— 面部美容穴

【功效妙用】主治咽喉肿痛，瘰疬；高血压病；气喘。坚持每天按揉人迎能够增强面部血液循环，促使面部皮肤紧致，有去除双下巴的功效。

【精确定位】喉结旁 1.5 寸，在胸锁乳突肌的前缘，颈总动脉之后，左右各 1 穴。

【简易取穴诀窍】摸颈部动脉搏动之内侧缘，平喉结处即是本穴。

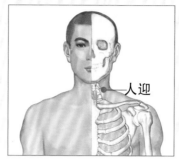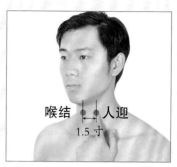

shuǐ tū
水突 —— 缓解咽喉肿痛

【功效妙用】主治咽喉肿痛，咳嗽，气喘等。

【精确定位】在颈部，胸锁乳突肌的前缘，当人迎与气舍连线的中点，左右各 1 穴。

【简易取穴诀窍】在喉结与锁骨中间的高度，人迎与气舍连线的中点。

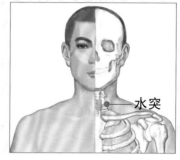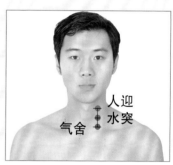

qì shě
气舍 —— 止呃逆

【功效妙用】主治气喘，呃逆，颈项强等。呃逆时用手指按压此穴，对止呃逆很有效。

【精确定位】人迎直下，在锁骨内侧端的上缘，胸锁乳突肌的胸骨头与锁骨头之间，左右各 1 穴。

【简易取穴诀窍】位于上胸部，人迎直下，锁骨根部稍中之处。

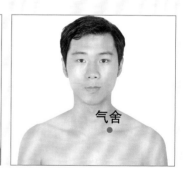

quē pén
缺盆 —— 主治气管炎

【功效妙用】主治咳嗽、气管炎、支气管哮喘等肺部疾病。

【精确定位】在锁骨上窝中央，前正中线旁开 4 寸，左右各 1 穴。

【简易取穴诀窍】乳中直上，在锁骨上窝中央处。

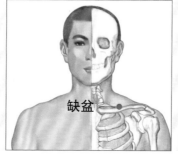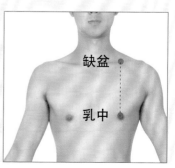

气户

qì hù

主治慢性支气管炎

【功效妙用】主治慢性支气管炎、咳嗽、胸闷、肋间神经痛等。

【精确定位】在锁骨下缘，前正中线旁开4寸，左右各1穴。

【简易取穴诀窍】乳中直上，在锁骨下缘处。

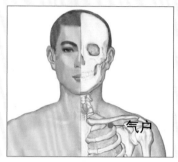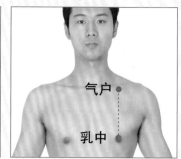

库房

kù fáng

气喘就按它

【功效妙用】理气宽胸，清热化痰。主治咳嗽、气喘、胸胁胀痛、咳吐脓血等。

【精确定位】在胸部，第1肋间隙，前正中线旁开4寸，左右各1穴。

【简易取穴诀窍】乳中直上，在第1肋间隙中。

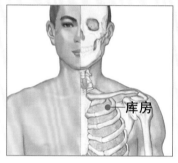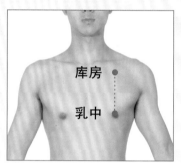

屋翳

wū yì

治疗乳腺疾病

【功效妙用】散化胸部之热。主治咳嗽、气喘、咳唾脓血、胸胁胀痛、乳痈。

【精确定位】在胸部，第2肋间隙，前正中线旁开4寸，左右各1穴。

【简易取穴诀窍】乳中直上，在第2肋间隙中。

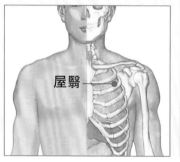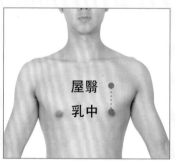

膺窗

yīng chuāng

肺保健穴

【功效妙用】主治咳嗽、气喘、胸胁胀痛等。

【精确定位】在胸部，第3肋间隙，前正中线旁开4寸，左右各1穴。

【简易取穴诀窍】乳中直上，在第3肋间隙中。

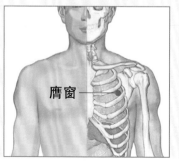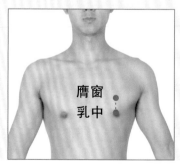

rǔ zhōng
乳中 　腧穴定位标志

【功效妙用】本穴不针不灸，只做胸腹部腧穴的定位标志。

【精确定位】在胸部，第4肋间隙，乳头中央，左右各1穴。

【简易取穴诀窍】乳头中央。

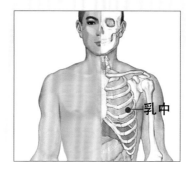
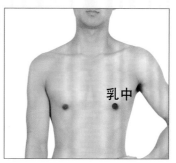

rǔ gēn
乳根 　促进泌乳

【功效妙用】行气解郁，疏通气血。主治乳痈、乳汁少、食不下咽、胸痛。推按此穴可促进孕妇乳汁分泌。

【精确定位】在胸部，第5肋间隙，当乳头直下，前正中线旁开4寸，左右各1穴。

【简易取穴诀窍】乳头直下一肋间隙中就是此穴。

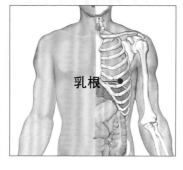
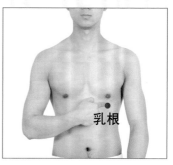

bù róng
不容 　缓解胃痛

【功效妙用】主治呕吐、胃痛、食欲不振、食后腹胀，可配合中脘治疗。

【精确定位】在上腹部，脐中上6寸，前正中线旁开2寸，左右各1穴。

【简易取穴诀窍】天枢直上八横指。

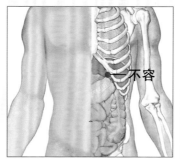
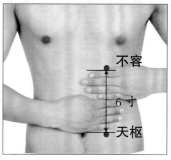

chéng mǎn
承满 　缓解胃痛

【功效妙用】理气和胃，降逆止呕。主治胃痛、食欲不振、腹胀、反酸等胃部疾病。

【精确定位】在上腹部，脐中上5寸，前正中线旁开2寸，左右各1穴。

【简易取穴诀窍】不容直下一横指（拇指）。

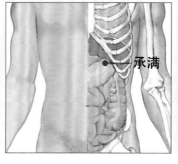
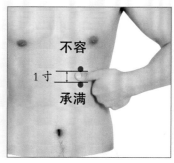

liáng mén
梁门　专治急性胃痛

【功效妙用】主治急性胃痛、腹胀，可配合足三里；也用于治疗胃炎、胃下垂、胃神经官能症等。

【精确定位】在上腹部，脐中上4寸，前正中线旁开2寸，左右各1穴。

【简易取穴诀窍】承满直下一横指（拇指）。

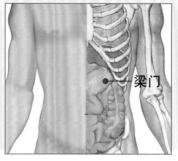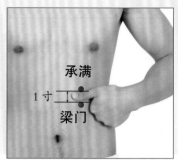

guān mén
关门　治疗腹泻

【功效妙用】主治腹痛、腹泻、肠鸣等，可配合灸法。

【精确定位】在上腹部，脐中上3寸，前正中线旁开2寸，左右各1穴。

【简易取穴诀窍】天枢直上四横指。

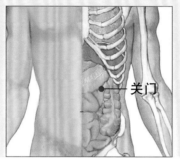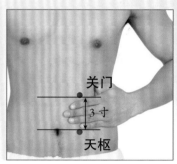

tài yǐ
太乙　调节情志

【功效妙用】主治胃病，心烦、癫狂等神志病。

【精确定位】在上腹部，脐中上2寸，前正中线旁开2寸，左右各1穴。

【简易取穴诀窍】关门直下一横指（拇指）。

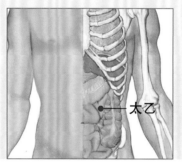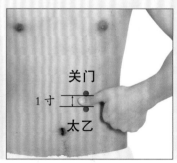

huá ròu mén
滑肉门　对受惊吓后胃痛有特效

【功效妙用】镇惊安神，清心开窍。主治胃痛、呕吐、呃逆、肠鸣、泄泻、癫狂等。

【精确定位】在上腹部，脐中上1寸，前正中线旁开2寸，左右各1穴。

【简易取穴诀窍】天枢直上一横指（拇指）。

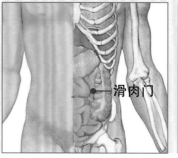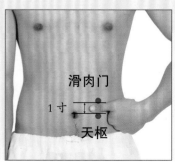

天枢 肠胃保健穴
tiān shū

【功效妙用】通调肠腑，理气健脾。主治急、慢性胃炎，可用灸法；配合水道、归来主治月经不调、闭经。

【精确定位】在腹部，脐中旁开2寸，左右各1穴。

【简易取穴诀窍】由脐中水平旁外三横指处就是天枢。

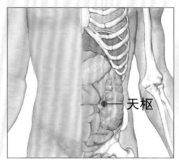
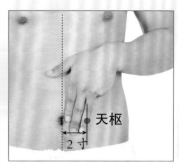

外陵 缓解痛经
wài líng

【功效妙用】调理肠胃。主治腹痛、疝气、痛经等。

【精确定位】在下腹部，脐中下1寸，前正中线旁开2寸，左右各1穴。

【简易取穴诀窍】天枢直下一横指（拇指）。

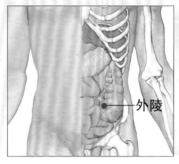
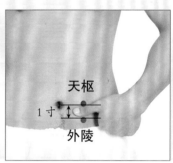

大巨 调节脏腑
dà jù

【功效妙用】传输胃经水液。主治小腹胀满、肠炎、小便不利、男性遗精、早泄等。

【精确定位】在下腹部，脐中下2寸，前正中线旁开2寸，左右各1穴。

【简易取穴诀窍】天枢直下三横指。

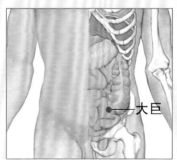
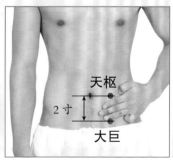

水道 治疗痛经
shuǐ dào

【功效妙用】祛湿热。主治小腹胀满、小便不利，配合三阴交治疗痛经。

【精确定位】在下腹部，脐中下3寸，前正中线旁开2寸，左右各1穴。

【简易取穴诀窍】天枢直下四横指。

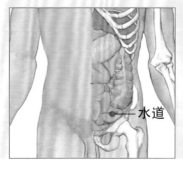
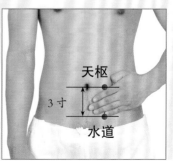

guī lái
归来 调理月经

【功效妙用】温经散寒，益气固脱。治疗小腹胀痛、月经不调、痛经，可配合艾条灸法。

【精确定位】脐中下4寸，前正中线旁开2寸，左右各1穴。

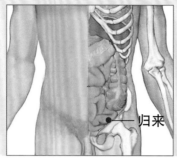

【简易取穴诀窍】耻骨联合上缘一横指，中极旁外三横指处就是此穴。

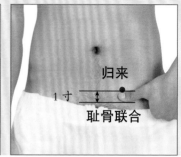

qì chōng
气冲 调理月经

【功效妙用】治疗肠鸣腹痛、月经不调、不孕、阳痿、功能失调性子宫出血等。

【精确定位】在腹股沟稍上方，脐中下5寸，前正中线旁开2寸，左右各1穴。

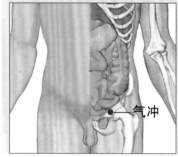

【简易取穴诀窍】归来直下一横指（拇指）。

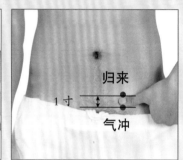

bì guān
髀关 缓解腰痛

【功效妙用】主治下肢痿痹、腰痛膝冷等。

【精确定位】在髂前上棘与髌骨外上缘连线上，屈髋时平会阴，居缝匠肌外侧凹陷处，左右各1穴。

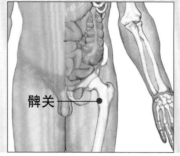

【简易取穴诀窍】坐位屈膝成90°，手掌后第一横纹中点按在髌骨上缘中点，在中指尖所到达处，做记号，再将手掌第一横纹按在记号上，中指末端到达之处就是此穴。

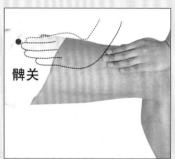

fú tù
伏兔 治疗下肢痿证

【功效妙用】温经行气。主治膝腿麻痹、酸痛、屈伸不利等。

【精确定位】在髂前上棘与髌骨外上缘连线上，髌骨外上缘上6寸，左右各1穴。

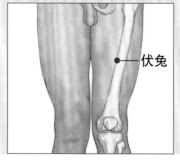

【简易取穴诀窍】坐位屈膝成90°，手指并拢，手掌后第一横纹中点按在髌骨上缘中点，中指尖端即是此穴。

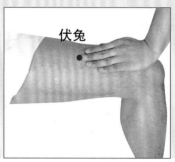

阴市 yīn shì 改善下肢麻木

【功效妙用】主治下肢痿痹、膝关节疼痛、伤风寒湿等。可配合灸法。

【精确定位】在髂前上棘与髌骨外上缘连线上，髌骨外上缘上3寸，左右各1穴。

【简易取穴诀窍】正坐屈膝，髌底外侧直上四横指，按压有痛感处即是。

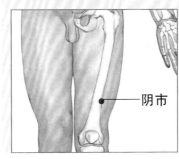
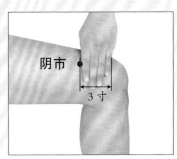

梁丘 liáng qiū 膝关节痛首选穴

【功效妙用】和胃止痛。配合足三里治疗急性胃痛，还可用于治疗膝骨关节炎。

【精确定位】在髂前上棘与髌骨外上缘连线上，髌骨外上缘上2寸，左右各1穴。

【简易取穴诀窍】用力蹬直下肢，髌骨外上缘上方可见一凹陷，该凹陷正中就是此穴。

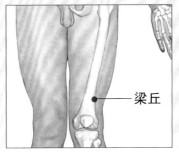
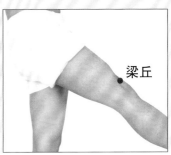

犊鼻 dú bí 缓解膝痛

【功效妙用】又名外膝眼。可疏风散寒，理气消肿。常用于治疗膝骨关节炎、风湿性关节炎；常灸犊鼻，可补气血，调节人体免疫力。

【精确定位】屈膝，在髌韧带外侧凹陷中，左右各1穴。

【简易取穴诀窍】站立位，同侧手张开虎口围住髌骨上外缘，四指伸直向下，示指（食指）尖处就是犊鼻。

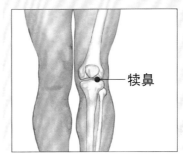
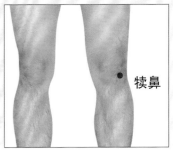

足三里 zú sān lǐ 通调脏腑

【功效妙用】调理脾胃，补益后天气血，长按可起到美容的功效；灸足三里可增强体质，预防感冒；配合曲池主治高血压病。

【精确定位】在小腿前外侧，犊鼻下3寸，胫骨前缘外一横指处（拇指），左右各1穴。

【简易取穴诀窍】屈膝90°，由犊鼻往下四横指，距胫骨约一横指处（拇指）就是足三里。

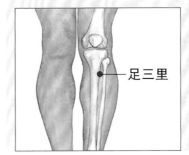
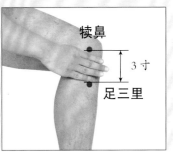

上巨虚 _{shàng jù xū} 调理肠胃

【功效妙用】清热利湿，调理肠腑。主治肠鸣、腹痛、腹泻、便秘及下肢屈伸不利等。

【精确定位】在小腿外侧，犊鼻下6寸，足三里下3寸，左右各1穴。

【简易取穴诀窍】犊鼻向下直量两次四横指处。

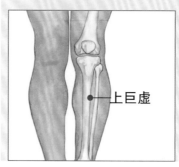
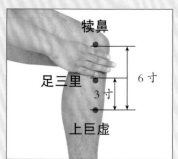

条口 _{tiáo kǒu} 主治筋部疾病

【功效妙用】调肠胃，利气，清热。主治下肢痿痹、转筋、肩臂痛、脘腹疼痛等。

【精确定位】在小腿外侧，上巨虚下2寸，左右各1穴。

【简易取穴诀窍】上巨虚直下三横指。

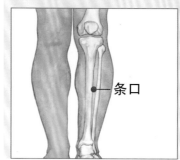
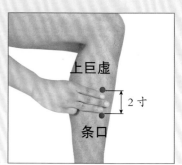

下巨虚 _{xià jù xū} 专治小腹痛

【功效妙用】调理肠腑。主治小腹痛、腹泻、下肢痿痹等。

【精确定位】在小腿外侧，上巨虚下3寸，左右各1穴。

【简易取穴诀窍】上巨虚直下四横指。

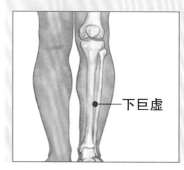
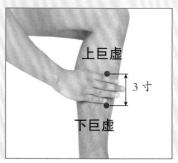

丰隆 _{fēng lóng} 化痰奇穴

【功效妙用】祛除体内痰湿，既可化有形之痰，也可化无形之痰。

【精确定位】在小腿外侧，外踝尖上8寸，条口外1寸，胫骨前缘外两横指处，左右各1穴。

【简易取穴诀窍】犊鼻与外踝尖处连线的中点处即是丰隆。

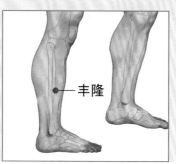
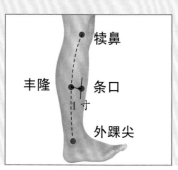

jiě xī

解溪 专治下肢痿证

【功效妙用】舒筋活络，镇静安神。主治中风后下肢痿软无力、足下垂。

【精确定位】在踝部，足背踝关节横纹中央凹陷处，当姆长伸肌腱与趾长伸肌腱之间，左右各1穴。

【简易取穴诀窍】足背屈，踝关节前横纹中两条大筋之间的凹陷处，与第二足趾正对处即是本穴。

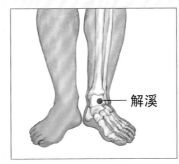
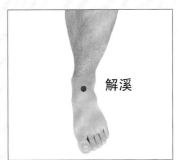

chōng yáng

冲阳 专治足痿无力

【功效妙用】和胃通络宁神。主治足痿无力、胃痛、面神经麻痹等。

【精确定位】在足背最高处，当姆长伸肌腱和趾长伸肌腱之间，足背动脉搏动处，左右各1穴。

【简易取穴诀窍】在足背，陷谷上3寸，足背动脉搏动处。

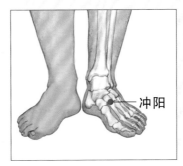
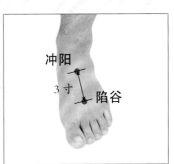

xiàn gǔ

陷谷 消水肿

【功效妙用】清热解表，和胃行水，理气止痛。主治面肿、水肿、背肿痛、肠鸣腹痛等。

【精确定位】在足背第2、3跖骨结合部前，第2、3跖趾关节后凹陷处，左右各1穴。

【简易取穴诀窍】足背，第2、3趾缝纹端直上两横指，约1.5寸处，第2、3跖骨部之前凹陷中。

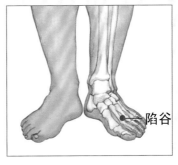
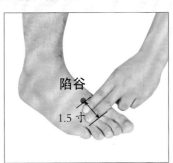

nèi tíng

内庭 缓解足背痛

【功效妙用】清胃热，化积滞。主治胃病吐酸、腹泻、痢疾、便秘、足背肿痛、跖趾关节痛等。

【精确定位】在足背第2、3趾间缝纹端，左右各1穴。

【简易取穴诀窍】足背部，第2、3趾缝纹端正中后上约半横指，第2、3跖趾关节前凹陷中。

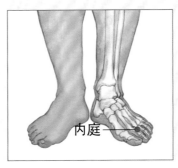
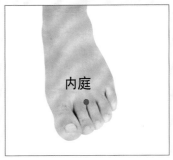

lì duì
厉兑 调情志

【功效妙用】和胃通络，开窍醒神。主治齿痛、咽喉肿痛、多梦焦虑等。

【精确定位】在足趾，第2趾末节外侧趾甲角旁约0.1寸，左右各1穴。

【简易取穴诀窍】第2趾外侧趾甲角旁。

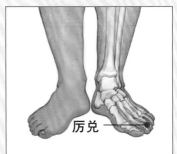
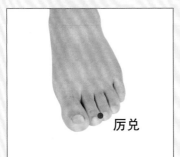

厉兑

厉兑

四季养生特效穴（春季）

春三月

早春乍暖还寒，气候很不稳定，素有旧疾的人，在这多变的季节里，旧疾极易复发。春天多雨水，正是人体内足少阳生发之时，在精神调养方面，要注意使自己心情舒畅，思想开阔。

春应肝，肝气旺于春，故春季以养肝为主。肝主疏泄，喜条达而恶抑郁，肝气郁结疏泄失职，则会胸胁胀痛，急躁易怒，失眠头痛。养肝就是要让肝气舒畅。

特效穴：太冲、风池、肝俞

【太冲】

足厥阴肝经之原穴太冲，调控肝经气血。人在生气时，太冲便会显现出一些信号，按之有压痛点，温度和色泽也会发生变化，此时按揉太冲，可助消气。

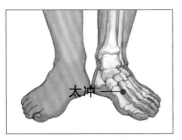

太冲

【风池】

肝与胆相表里，足少阳胆经的风池，可调配疏泄肝气。

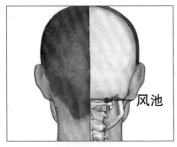

风池

【肝俞】

足太阳膀胱经的肝俞，可疏肝利胆，理气明目。故春季可每天按揉太冲、风池、肝俞10～20分钟。

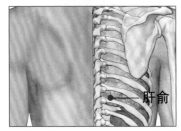

肝俞

第五章
足太阴脾经

◆经络循行

起于足大趾内侧端，上行过内踝的前缘，循行于小腿内侧前缘，经膝部内侧前缘入腹部，属脾络胃，向上穿过膈肌，沿食管两旁，连舌本，散舌下。腹部支脉，从胃部分出，上过横膈，流注于心中，与手少阴心经相接。

◆作用及主治

与脾经关系密切的脏腑有脾、胃、心，脾对于维持消化功能、益气通血有着重要作用。本经主要治疗胃病、妇科前阴病，如胃痛、胃胀、大便稀、消化不良，及经脉循行部位出现的冷、酸、胀、麻、疼痛等不适感。

◆保养方法

巳时（9:00～11:00）脾经当令，此时疏通脾经可以很好地平衡阴阳，可以反复按揉太白2～3分钟；揉按阴陵泉1～3分钟；按揉血海1～3分钟。此外，思虑过度也会扰乱脾的正常运转，一定要做到思虑有节。

与人体联系示意图

舌		
喉		
肺		
心		
胃		
脾		
大肠		
小肠	络脉	经脉
别络	下肢	

•大包

周荣
胸乡
天溪
食窦
腹哀
大横
腹结
府舍
冲门
箕门
血海
阴陵泉
地机
漏谷
三阴交
商丘
公孙
太白
大都
隐白

穴位数量：
一侧21个，
左右共42个。

注意：此经脉图只显示了一侧的穴位。

31

隐白 yǐn bái 改善月经过多

【功效妙用】健脾调血。主治腹胀、便血、多梦。配气海、三阴交，用灸法主治妇女月经过多、崩漏等出血症。

【精确定位】在足大趾内侧，趾甲角旁0.1寸，左右各1穴。

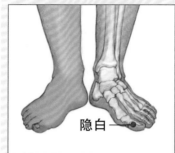 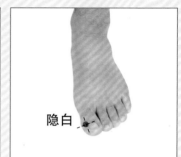

【简易取穴诀窍】足大趾内侧，由趾甲内侧缘与下缘作一垂直线之交点就是隐白。

隐白　　隐白

大都 dà dū 预防老年性腿痉挛

【功效妙用】隶属脾经荥穴，健脾利湿，和胃宁神。主治腹胀、胃痛、呕吐、腹泻、便秘。老年人每天坚持按揉此穴可预防由于钙流失造成的腿痉挛。

【精确定位】在足大趾内侧，第1跖趾关节前下方，赤白肉际处，左右各1穴。

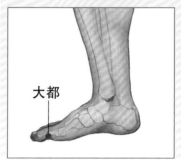 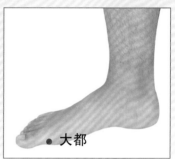

【简易取穴诀窍】足大趾内侧根部，赤白肉际处。

大都　　大都

太白 tài bái 补脾要穴

【功效妙用】调补脾气。主治脾虚引起的腹胀、腹泻、胃痛、便秘等脾胃疾病。

【精确定位】在足部，第1跖骨小头后缘，赤白肉际凹陷处，左右各1穴。

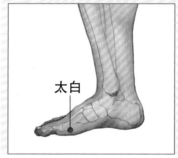 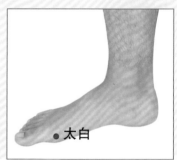

【简易取穴诀窍】在脚踇指根部关节后方，赤白肉凹陷处。

太白　　太白

公孙 gōng sūn 改善消化不良

【功效妙用】健脾和胃，通经活络。主治胃痛、腹痛、呕吐、足趾麻痛。

【精确定位】在足部，第1跖骨基底部的前下方，赤白肉际处，左右各1穴。

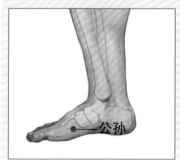 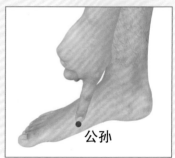

【简易取穴诀窍】足拇指内侧后有一关节，往后用手推有一弓形骨，弓形骨后端下缘凹陷处就是公孙。

公孙　　公孙

shāng qiū

商丘 乳腺保健穴

【功效妙用】健脾利湿。主治腹胀、下肢水肿，女性经常按揉此穴对乳腺有保养作用。

【精确定位】在足部，内踝前下方凹陷中，当舟骨结节与内踝尖连线的中点处，左右各1穴。

sān yīn jiāo

三阴交 女性的"知心朋友"

【功效妙用】调补肝肾，行气活血。常用于改善手脚冰凉、治疗妇科疾病等，还可以延缓衰老，改善睡眠。

注意：孕妇禁用此穴。

【精确定位】在小腿内侧，内踝尖上3寸，胫骨内侧面后缘，左右各1穴。

lòu gǔ

漏谷 缓解腹胀

【功效妙用】健脾消肿，渗湿利尿。主治下肢痿痹、腹胀、肠鸣、小便不利、遗精等，常与足三里配合使用。

【精确定位】在小腿内侧，内踝尖与阴陵泉的连线上，内踝尖上6寸，左右各1穴。

dì jī

地机 主治妇科疾病

【功效妙用】健脾调和营血。主治月经不调、痛经、功能失调性子宫出血等妇科疾病，同时也是糖尿病、急性胰腺炎的病变压痛点。

【精确定位】在小腿内侧，内踝尖与阴陵泉的连线上，阴陵泉下3寸，左右各1穴。

【简易取穴诀窍】脚面翘起，脚面连接小腿的筋内侧第一个凹陷处。

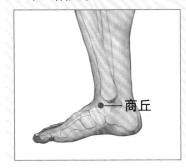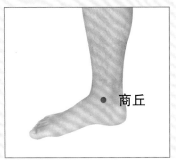

【简易取穴诀窍】手四指并拢，小指下边缘紧靠内踝尖上，示指（食指）上缘所在水平线在胫骨后缘的交点就是三阴交。

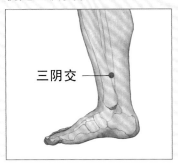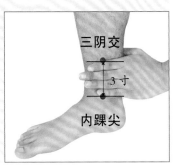

【简易取穴诀窍】三阴交直上四横指。

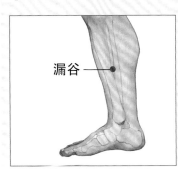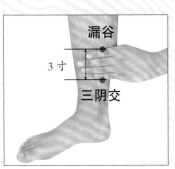

【简易取穴诀窍】阴陵泉直下四横指。

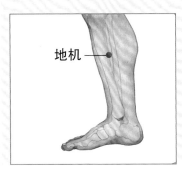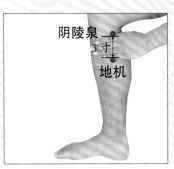

第五章 足太阴脾经

33

阴陵泉 yīn líng quán 机体水液枢纽

【功效妙用】健脾利湿，通利三焦。可治疗腹泻、水肿、膝关节及周围软组织疾患。

【精确定位】在小腿内侧，胫骨内侧髁下方凹陷处，左右各1穴。

【简易取穴诀窍】取坐位，用拇指沿小腿内由下往上推，在快靠近膝关节时，胫骨后有个凹陷，按之有酸胀感处就是阴陵泉。

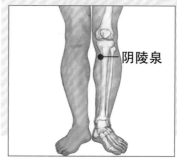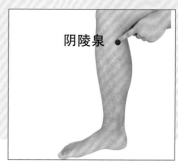

血海 xuè hǎi 治疗血证要穴

【功效妙用】理血调经，祛风除湿。主治痛经、闭经、月经不调，可防治脱发。

【精确定位】屈膝，在髌骨内缘上2寸，当股四头肌内侧头的隆起处，左右各1穴。

【简易取穴诀窍】患者取坐位，屈膝90°。医者立于患者对面，用左手掌心对准右髌骨中央，手掌伏于膝盖上，拇指尖所指处就是血海。

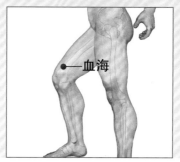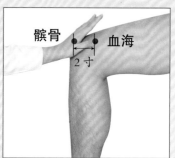

箕门 jī mén 改善遗尿

【功效妙用】主治小便不利、遗尿、腹股沟肿痛等。

【精确定位】在血海与冲门的连线上，血海直上6寸，左右各1穴。

【简易取穴诀窍】血海直上八横指。

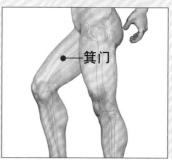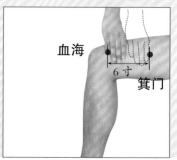

冲门 chōng mén 保护前列腺

【功效妙用】降逆利湿，理气消痔。主治腹痛、疝气、白带异常，男性坚持按揉此穴对前列腺起保健作用。

【精确定位】在腹股沟外侧，距耻骨联合上缘中点3.5寸，当髂外动脉搏动处的外侧，左右各1穴。

【简易取穴诀窍】腹股沟外侧可摸到动脉搏动处，其外侧按压有酸胀感处即是。

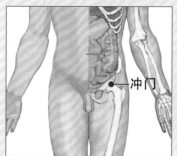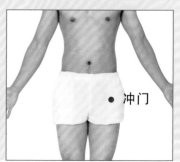

府舍 fǔ shě 缓解腹痛

【功效妙用】健脾消满，理中和胃。主治腹痛、疝气、脾肿大、便秘等。

【精确定位】在下腹部，冲门外上方 0.7 寸，距前正中线 4 寸，左右各 1 穴。

【简易取穴诀窍】脐中下 4.3 寸，前正中线旁开 4 寸。

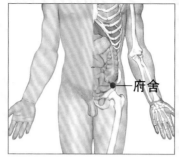
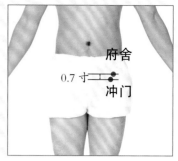

腹结 fù jié 防治肠炎

【功效妙用】健脾祛湿。主治肠炎、便秘、痢疾等。对顽固性便秘可于左侧腹结埋线治疗。

【精确定位】在下腹部，府舍上 3 寸，大横下 1.3 寸，左右各 1 穴。

【简易取穴诀窍】大横下 1.3 寸，前正中线旁开 4 寸。

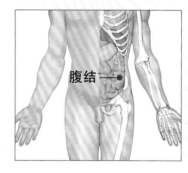
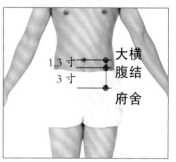

大横 dà héng 通调肠胃

【功效妙用】除湿散结，理气健脾。主要用于治疗气滞血瘀引起的便秘、腹痛等。

【精确定位】在下腹部，脐中旁开 4 寸，左右各 1 穴。

【简易取穴诀窍】由两乳头向下做一垂线，再由脐中央做一水平线，交点处就是此穴。

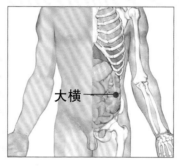
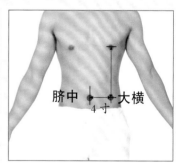

腹哀 fù āi 增强食欲

【功效妙用】温脾止泻，镇痛止咳。主治消化不良、腹痛、便秘、痢疾。

【精确定位】在上腹部，脐中上 3 寸，前正中线旁开 4 寸，左右各 1 穴。

【简易取穴诀窍】大横直上四横指。

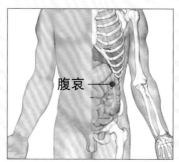
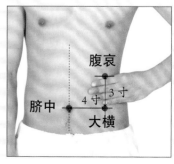

食窦 shí dòu 食管保健穴

【功效妙用】运化水谷，和胃下气。主治胸胁胀痛、食后反酸、腹胀、腹部水肿等。

【精确定位】在胸部，第5肋间隙，前正中线旁开6寸，左右各1穴。

【简易取穴诀窍】乳中旁开2寸，向下1肋，当第5肋间隙。

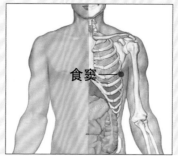
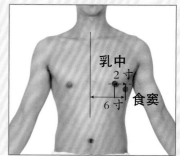

天溪 tiān xī 催乳

【功效妙用】宽胸通乳，止咳消肿。主治胸胁疼痛、咳嗽，孕妇产后乳汁少可推按此穴促进泌乳。

【精确定位】在胸部，第4肋间隙，前正中线旁开6寸，左右各1穴。

【简易取穴诀窍】将手的虎口张开，正对乳房四指托住，拇指对着乳房外侧处。

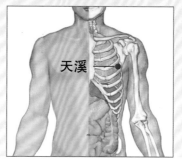
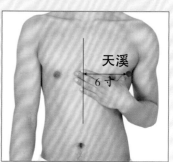

胸乡 xiōng xiāng 缓解胸胁胀满

【功效妙用】宽胸理气，疏肝止痛。主治胸胁胀痛，可配合膻中治疗。

【精确定位】在胸部，第3肋间隙，前正中线旁开6寸，左右各1穴。

【简易取穴诀窍】乳中旁开2寸，向上1肋，当第3肋间隙。

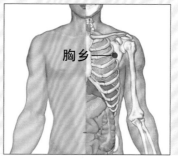
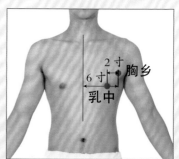

周荣 zhōu róng 缓解肋间神经痛

【功效妙用】主治胸胁胀满、气管炎、支气管扩张、肋间神经痛等。

【精确定位】在胸部，第2肋间隙，前正中线旁开6寸，左右各1穴。

【简易取穴诀窍】乳中旁开2寸，向上2肋，当第2肋间隙。

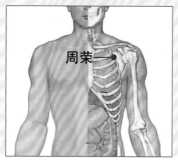
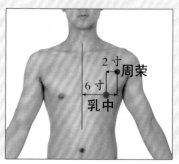

大包 dà bāo 胸部保健穴

【功效妙用】宣肺理气，宽胸益脾。主治胸膜炎、支气管哮喘、全身疼痛、无力等。女性推揉此穴可起到丰胸作用。

【精确定位】在侧胸部腋中线上，当第6肋间隙处，左右各1穴。

【简易取穴诀窍】在腋窝下6寸的肋骨间隙中。

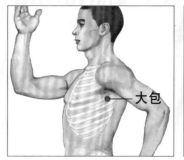
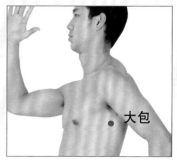

大包

四季养生特效穴（夏季）

夏三月

在一年四季中，夏季是一年里阳气最盛的季节，气候炎热而生机旺盛，对于人来说，此时是新陈代谢旺盛的时期，应该在盛夏防暑邪，在长夏防湿邪。同时又要注意保护人体阳气，防止因避暑而过分贪凉，从而伤害了体内的阳气。

特效穴：足三里、百会

【足三里】

五谷为气血津液生化之源，按揉足三里可保脾胃运化功能正常，祛除体内湿气，提高机体防病能力。

按压时拇指指面着力于足三里穴位之上，垂直用力，向下按压，边按边揉，其余四指握拳或张开，起支撑作用，以协同用力。让刺激充分达到肌肉组织的深层，产生酸、麻、胀、痛等感觉，持续数秒后，渐渐放松，如此反复操作数次。每天可按摩2～3次，每次15分钟即可。

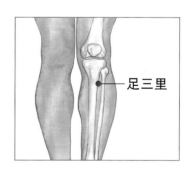

足三里

【百会】

夏季炎热，人易烦躁，头脑不清晰，可按揉百会开窍醒脑，提升阳气。

按摩时双手中指交叠，用力向下按揉这个穴位，有酸胀感、刺痛的感觉；每次按揉1～3分钟。

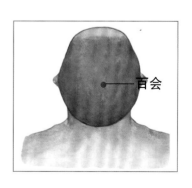

百会

第六章
手少阴心经

◆ 经络循行

起于心中，联系心系、肺、咽及目系，属心络小肠，浅出腋下，循行于上肢内侧后缘，止于小指桡侧末端。

◆ 作用及主治

与心经联系最密切的脏腑是心脏，心脏主宰脏腑组织器官的生理活动和人体心理活动两个部分。本经主要治疗心、胸、神志及经脉循行部位的其他病证。如失眠、多梦、易醒、健忘、痴呆、手臂疼痛等。

◆ 保养方法

心经的当令时间是午时（11:00 ～ 13:00），此时不宜做剧烈运动，午睡片刻，对于养心大有好处，可使下午至晚上精力充沛。可以静卧或小睡（不宜超过 1 小时），即使睡不着，闭目养神对身体也是有好处的。

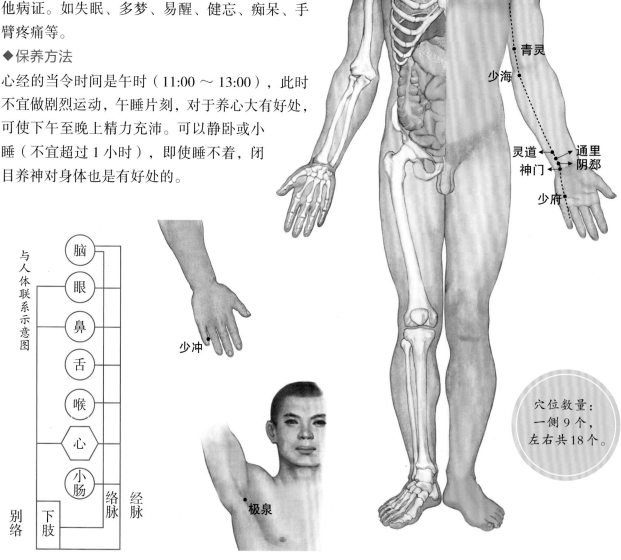

与人体联系示意图

脑
眼
鼻
舌
喉
心
小肠
下肢

别络　络脉　经脉

青灵
少海
灵道
神门
通里
阴郄
少府
少冲
极泉

穴位数量：一侧 9 个，左右共 18 个。

注意：此经脉图只显示了一侧的穴位。

38

极泉 _{心脏保健穴}

jí quán

【功效妙用】宽胸理气，通经活络。主治心痛，胁肋疼痛，瘰疬，肩臂疼痛。经常按揉此穴可起到保健心脏的作用。

【精确定位】在腋窝正中，腋动脉搏动处，左右各1穴。

【简易取穴诀窍】上肢上举，腋窝中央可扪及动脉搏动，其内侧就是极泉。

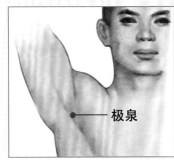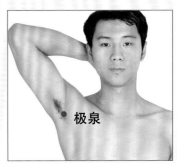

青灵 _{缓解头痛}

qīng líng

【功效妙用】用于治疗神经性头痛、肩关节周围炎、肋间神经痛、腋下淋巴结核等。

【精确定位】在臂内侧，在极泉与少海的连线上，肘横纹上3寸，肱二头肌的尺侧缘，左右各1穴。

【简易取穴诀窍】屈肘，少海直上四横指。

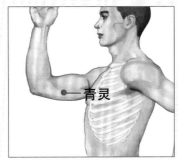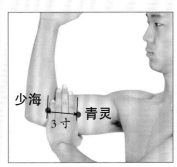

少海 _{心火的"灭火器"}

shào hǎi

【功效妙用】宁心安神，通经活络。主治心火旺引起的失眠、耳鸣、前臂麻木及肘关节周围软组织疾患。

【精确定位】屈肘，当肘横纹内侧端与肱骨内上髁连线的中点处，左右各1穴。

【简易取穴诀窍】掌心朝前，屈肘90°，肘横纹头内侧就是少海。

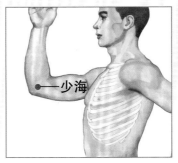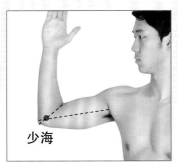

灵道 _{安心神}

líng dào

【功效妙用】通窍，宁心安神。主治胸痹心痛、强笑、肘臂挛痛等。

【精确定位】在前臂内侧，腕横纹上1.5寸，尺侧腕屈肌腱的桡侧缘，左右各1穴。

【简易取穴诀窍】腕横纹上1.5寸，尺侧腕屈肌腱的桡侧缘。

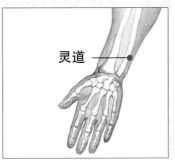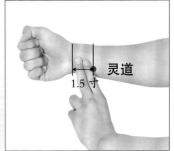

通里 tōng lǐ —— 治哑要穴

【功效妙用】宁心安神，益阴清心。主治舌强不语，为治哑要穴；也可用于治疗嗜睡引起的遗尿等。

【精确定位】在前臂，腕横纹上 1 寸，尺侧腕屈肌腱的桡侧缘，左右各 1 穴。

【简易取穴诀窍】神门上一横指（拇指）。

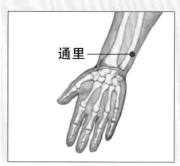
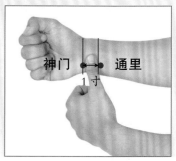

阴郄 yīn xì —— 缓解心绞痛

【功效妙用】宁心凉血。主治心痛，尤其善于治疗心绞痛、盗汗、吐血等。

【精确定位】在前臂，腕横纹上 0.5 寸，尺侧腕屈肌腱的桡侧缘，左右各 1 穴。

【简易取穴诀窍】仰掌用力握拳，沿尺侧肌腱内侧的凹陷，从腕横纹向上量 0.5 寸即是。

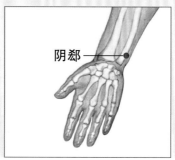
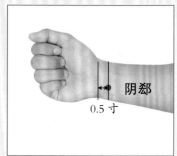

神门 shén mén —— 调理失眠要穴

【功效妙用】补益心气，安定心神。配以百会、印堂主治失眠；经常按揉神门可缓解女性更年期诸多症状。

【精确定位】在腕横纹尺侧端，尺侧腕屈肌腱的桡侧凹陷处，左右各 1 穴。

【简易取穴诀窍】掌心朝上，手掌小鱼际上角有一突起圆骨，其后缘向上有一条大筋，大筋外侧缘与掌后腕横纹的交点就是神门。

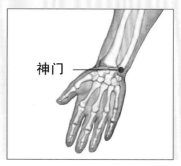
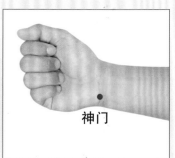

少府 shào fǔ —— 缓解胸痛

【功效妙用】清心宁神。主治心悸、胸痛、小便不利、遗尿、阴痒痛、小指挛痛等。

【精确定位】在手掌面，第 4、5 掌骨之间，握拳时当小指与环指（无名指）指端之间，左右各 1 穴。

【简易取穴诀窍】仰掌呈半握拳状，除拇指外，其余四指轻压手掌心，小指处即是本穴。

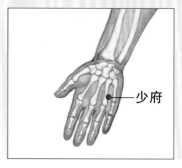
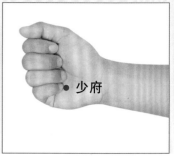

shào chōng

少冲 清心热

【功效妙用】清热开窍。主治心悸、癫狂；手部胀痛，可于此处三棱针点刺放血治疗。

【精确定位】在小指桡侧指甲角旁0.1寸，左右各1穴。

【简易取穴诀窍】小指指甲桡侧缘与下部分别做一垂线，两线交点就是少冲。

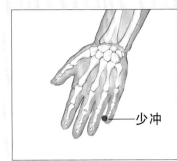
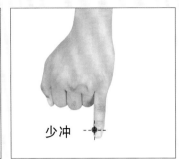

少冲

少冲

四季养生特效穴（秋季）

秋三月

中医认为，肺与秋季相应，而秋季干燥，气燥伤肺，肺气虚则机体对不良刺激的耐受性下降，易产生疾病。

燥为秋季之主气，燥邪致病最易耗伤人体津液出现口干舌燥等症，而肺为清虚之脏，喜润勿燥，易受燥邪所伤，宣发肃降功能失司。

特效穴：列缺、肺俞

【列缺】

经常按揉列缺，可补肺气；用拇指指端揉动列缺，每天可按摩2 ~ 3次，每次15分钟即可。

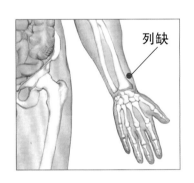

列缺

【肺俞】

按揉肺俞，可润肺止咳平喘。

按摩时取舒适俯卧位，他人将两手拇指指腹放置在肺俞上，逐渐用力下压，按而揉之，使患处产生酸、麻、胀、重的感觉。再将大鱼际紧贴于穴位，稍用力下压，来回摩擦穴位，以局部有热感、皮肤微红为度，再轻揉按摩放松。如此反复操作5 ~ 10分钟，每日1次。

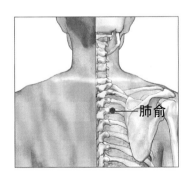

肺俞

第七章
手太阳小肠经

◆经络循行

起于小指尺侧端，循行于上肢外侧的后缘，绕行肩胛部，内行从缺盆络心，属小肠，联系胃、咽；上行从缺盆至目外眦、耳，分支从面颊抵鼻，止于目内眦。

◆作用及主治

小肠经是反映心脏能力的镜子。心与小肠相表里，小肠经是靠心经供血的，如果心脏有问题，小肠经就先有征兆。本经主要治疗咽痛、眼痛、头痛等头面部病证，以及经脉循行部位的其他病证，如肩痛、落枕等。

◆保养方法

未时（13:00 ～ 15:00）小肠经当值，此时人体主吸收，拍打小肠经可增强其运化功能。午餐尽量在 13 点前进行，而且营养要尽量丰富，这样才能在小肠经最旺盛的时候把营养物资充分吸收和分配。

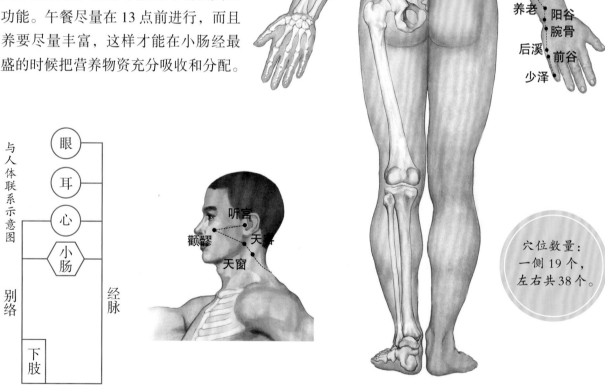

与人体联系示意图

眼
耳
心
小肠

别络　经脉

下肢

听宫
颧髎　天容
天窗

肩中俞
肩外俞　秉风
曲垣　臑俞
天宗
肩贞

小海

支正

养老　阳谷
腕骨
后溪　前谷
少泽

穴位数量：
一侧 19 个，
左右共38 个。

注意：此经脉图只显示了一侧的穴位。

shào zé
少泽 通乳要穴

【功效妙用】主治头痛，目翳，咽喉肿痛，乳痈，乳汁少，昏迷，热病。

【精确定位】在手指，小指尺侧指甲角旁0.1寸，左右各1穴。

【简易取穴诀窍】小指指甲尺侧缘与下部分别做一垂线，两线交点就是少泽。

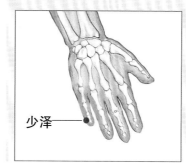
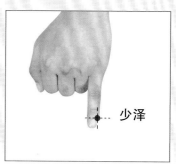

少泽　少泽

qián gǔ
前谷 五官健康的帮手

【功效妙用】主治热病，乳痈，乳汁少，头痛，目痛，耳鸣，咽喉肿痛。

【精确定位】在手指，第五掌指关节前尺侧远端赤白肉际处，左右各1穴。

【简易取穴诀窍】手掌尺侧，微握拳，当近节指骨前的掌指横纹头赤白肉际处。

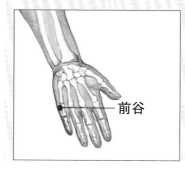
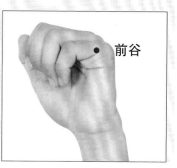

前谷　前谷

hòu xī
后溪 治疗落枕常用穴

【功效妙用】主治头痛项强，目赤肿痛，落枕，耳聋，耳鸣，癫痫，盗汗，腰背腿痛，手指挛急等。

【精确定位】在手掌尺侧，第五掌指关节后的掌横纹头赤白肉际处，左右各1穴。

【简易取穴诀窍】自然半握拳，在手掌尺侧，当小指第五掌指关节后的远侧掌横纹头赤白肉际处。

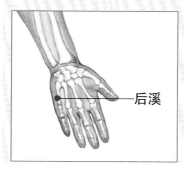
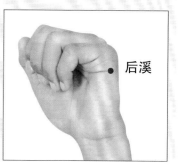

后溪　后溪

wàn gǔ
腕骨 缓解指挛腕痛

【功效妙用】主治指挛腕痛，头项强痛，目翳，黄疸，热病，疟疾等。

【精确定位】在手掌尺侧，当第五掌骨基底与钩骨之间赤白肉际凹陷处，左右各1穴。

【简易取穴诀窍】沿后溪赤白肉际向上推，有高骨挡住，凹陷中即是。

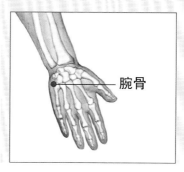
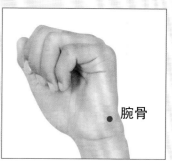

腕骨　腕骨

第七章 手太阳小肠经

43

阳谷 yáng gǔ 五官"小医生"

【功效妙用】现代常用于治疗尺神经痛，腮腺炎，齿龈炎，精神病，癫痫等。

【精确定位】在腕背横纹尺侧端，当尺骨茎突与三角骨之间的凹陷处，左右各1穴。

【简易取穴诀窍】屈腕，在手背腕外侧摸到两骨结合凹陷处即是。

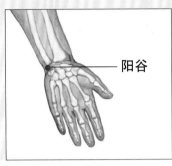
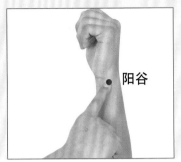

养老 yǎng lǎo 老年人可常按揉

【功效妙用】主治视力减退，眼球充血，半身不遂，急性腰扭伤，落枕等。

【精确定位】在前臂，当尺骨茎突桡侧骨缝凹陷中，左右各1穴。

【简易取穴诀窍】可先掌心向下，另一手示指（食指）按在尺骨小头最高点，然后掌心对胸，另一手示指（食指）下因为尺骨小头滑动而摸到骨边缘即是。

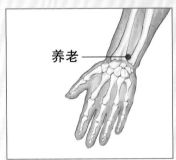
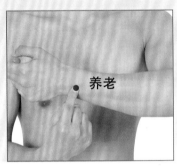

支正 zhī zhèng 头晕目眩就找它

【功效妙用】主治头痛，项强，肘臂酸痛，热病，癫狂，疣症。

【精确定位】在前臂背面尺侧，当阳谷与小海的连线上，腕背横纹上5寸，左右各1穴。

【简易取穴诀窍】在阳谷与小海的连线上，腕背横纹上5寸。

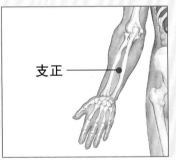
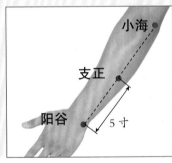

小海 xiǎo hǎi 缓解肘臂疼痛、麻木

【功效妙用】主治尺神经疼痛麻木，癫痫，精神分裂症，舞蹈病等。

【精确定位】在肘内侧，当尺骨鹰嘴与肱骨内上髁之间凹陷处，左右各1穴。

【简易取穴诀窍】该穴位于人体的肘内侧，当尺骨鹰嘴与肱骨内上髁之间凹陷处。

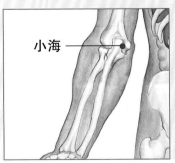
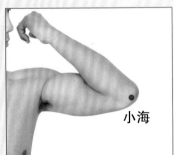

jiān zhēn
肩贞 肩周炎常用穴

【功效妙用】主治肩臂疼痛，上肢不遂，瘰疬。

【精确定位】在肩关节后下方，臂内收时腋后纹头上1寸，左右各1穴。

【简易取穴诀窍】肩关节后方，腋后纹头上一横指（拇指）。

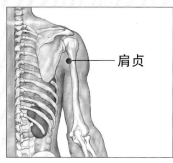
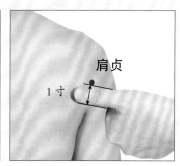

nào shù
臑俞 改善肩臂疼痛

【功效妙用】主治肩关节周围炎，淋巴结核等。

【精确定位】在肩后，腋后纹头直上，肩胛冈下缘凹陷中，左右各1穴。

【简易取穴诀窍】手臂内收，腋后纹末端肩贞向上推至肩胛冈下缘处即是。

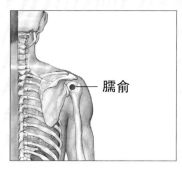
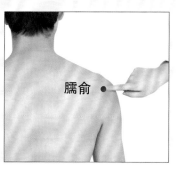

tiān zōng
天宗 主治咳嗽气喘

【功效妙用】主治肩胛疼痛，肘臂外后侧痛，颊颔肿痛，乳痈，乳癖，咳嗽气喘等。

【精确定位】在肩胛部，当冈下窝中央凹陷处，与第4胸椎相平，左右各1穴。

【简易取穴诀窍】以对侧手，由颈下过肩，手伸向肩胛骨处，中指指腹所在处即是。

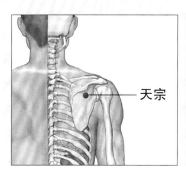
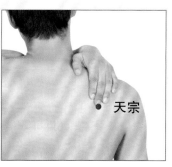

bǐng fēng
秉风 散风活络，止咳化痰

【功效妙用】主治运动系统疾病，冈上肌肌腱炎，肩周炎，肩胛神经痛，支气管炎等。

【精确定位】在肩胛部，冈上窝中央，天宗直上，举臂有凹陷处，左右各1穴。

【简易取穴诀窍】举臂，天宗直上，肩胛部凹陷处即是。

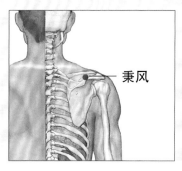
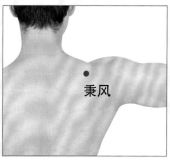

第七章 手太阳小肠经

45

曲垣 qū yuán
肩胛疼痛可找它

【功效妙用】主治肩胛疼痛，冈上肌肌腱炎。

【精确定位】在肩胛骨冈上窝内侧端，在臑俞与第2胸椎棘突连线的中点处，左右各1穴。

【简易取穴诀窍】低头，后颈部最突起椎体往下数2个为第2胸椎棘突，与臑俞连线中点处即是。

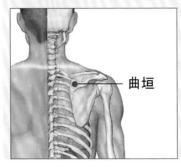
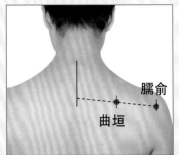

肩外俞 jiān wài shù
舒筋活络，祛风止痛

【功效妙用】主治背疼痛，颈项强急；肺炎，胸膜炎；低血压。

【精确定位】在背部，第1胸椎棘突下，后正中线旁开3寸，左右各1穴。

【简易取穴诀窍】低头，后颈部最突起椎体往下数1个椎骨的棘突下，旁开四横指处即是。

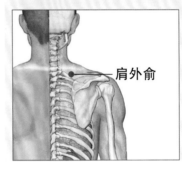
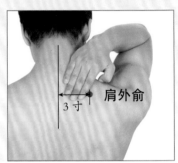

肩中俞 jiān zhōng shù
改善咳嗽，气喘

【功效妙用】主治支气管炎，哮喘，支气管扩张，吐血；视力减退、肩背疼痛等。

【精确定位】在颈背部，第7颈椎棘突下旁开2寸，左右各1穴。

【简易取穴诀窍】低头，后颈部最突起椎体旁开2寸处即是。

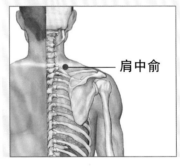
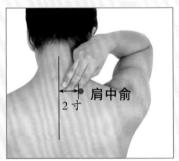

天窗 tiān chuāng
疏散内热

【功效妙用】主治耳鸣，耳聋，咽喉肿痛，暴喑；颈项强痛。

【精确定位】在胸锁乳突肌的后缘，约喉结旁开3.5寸，左右各1穴。

【简易取穴诀窍】转头，从耳下向喉咙中央走行的绷紧的肌肉后缘，与喉结相平处即是。

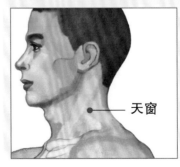
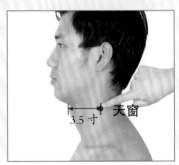

天容
tiān róng

缓解落枕不适

【功效妙用】清热利咽，消肿降逆。主治头痛，耳鸣，耳聋，咽喉肿痛，颈项强痛等。

【精确定位】在颈部，下颌角后方，胸锁乳突肌前缘凹陷中，左右各1穴。

【简易取穴诀窍】耳垂下方的下颌角后方凹陷处即是。

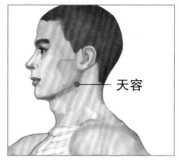
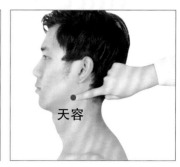

颧髎
quán liáo

缓解面部疼痛

【功效妙用】祛风镇惊，清热消肿。主治口眼㖞斜，眼睑瞤动，齿痛，三叉神经痛。

【精确定位】在面部，目外眦直下，颧骨下缘凹陷处，左右各1穴。

【简易取穴诀窍】在面部，颧骨最高点下缘凹陷处即是。

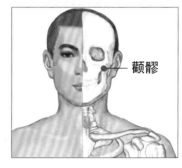
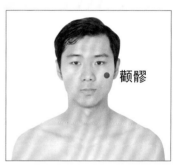

听宫
tīng gōng

主治耳鸣耳聋

【功效妙用】主治耳鸣耳聋，聤耳，齿痛，失音，癫疾，痫证等。

【精确定位】在面部，耳屏前，下颌骨髁状突的后方，张口时呈凹陷处，左右各1穴。

【简易取穴诀窍】微张口，耳屏与下颌关节之间凹陷处即是。

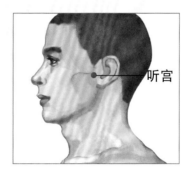
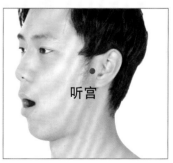

第八章
足太阳膀胱经

◆ 经络循行

起于目内眦，循行至头顶并入络脑；分支至耳上角，在枕部分出两支向下，分别循行分布于背腰臀部，入内属膀胱络肾，向下贯臀，在腘窝相合后循行于小腿后侧，止于小趾外侧端。

◆ 作用及主治

膀胱经在人体背部的腧穴与脏腑分布位置相对应，具有调节脏腑的重要作用。本经主要治疗泌尿生殖系统、精神神经系统、呼吸系统、循环系统、消化系统及本经循行部位等的诸多病证。

◆ 保养方法

申时（15:00 ~ 17:00）膀胱经当值，此时按摩疏通此经气血不仅能帮助排毒，还有利于呼吸循环、消化吸收。可以用双手拇指和示指（食指）捏住脊两边肌肉，从颈椎一直推到尾骨；用力点揉或敲打腿部的穴位。

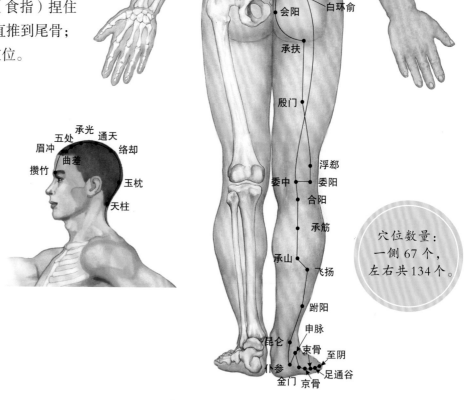

穴位数量：一侧 67 个，左右共 134 个。

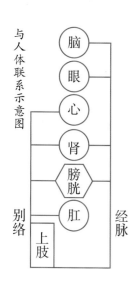

与人体联系示意图

脑
眼
心
肾
膀胱
肛
上肢

别络　经脉

注意：此经脉图只显示了一侧的穴位。

jīng míng
睛明 让眼睛更明亮

【功效妙用】疏风清热，通络明目。主治各种眼疾、头痛、鼻塞、腰痛等。

【精确定位】在面部，目内眦角稍上方凹陷处，左右各1穴。

【简易取穴诀窍】正坐合眼，手指置于内侧眼角稍上方，按压一凹陷处即是。

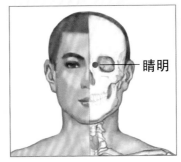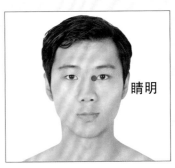

cuán zhú
攒竹 反复按压可治疗呃逆

【功效妙用】疏风清热，通络明目。主治各种眼疾、头痛、面瘫、呃逆等。

【精确定位】在面部，当眉头陷中，眶上切迹处，左右各1穴。

【简易取穴诀窍】皱眉，眉毛内侧端有一隆起处即是。

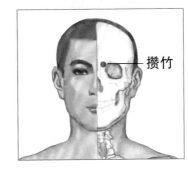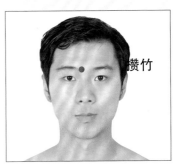

méi chōng
眉冲 针刺可治疗头痛

【功效妙用】疏风清热，清头明目。主治头痛、目眩、目翳、目赤肿痛、迎风流泪、近视、眼睑瞤动、眉棱骨痛及急、慢性结膜炎、面神经麻痹等。

【精确定位】在头部，攒竹直上入发际0.5寸，左右各1穴。

【简易取穴诀窍】手指自眉毛（攒竹）向上推，入发际半横指，按压有痛感处即是。

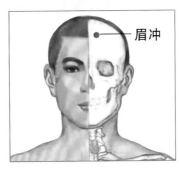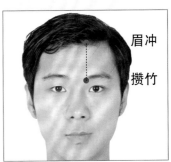

qū chā
曲差 配迎香、风府主治鼻疾

【功效妙用】疏风泄热，清头明目。主治头痛、目眩、目翳、目赤肿痛、迎风流泪、近视、眼睑瞤动、眉棱骨痛及急、慢性结膜炎、面神经麻痹等。

【精确定位】在头部，前发际正中直上0.5寸，旁开1.5寸，左右各1穴。

【简易取穴诀窍】神庭与头维连线的内1/3与中1/3交点。

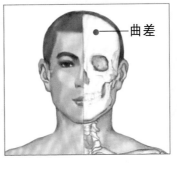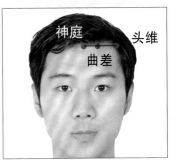

wǔ chù
五处 <u>帮助治疗癫痫</u>

【功效妙用】疏风泄热，清头明目。治疗癫痫、三叉神经痛、结膜炎等。

【精确定位】在头部，发际正中直上1寸，旁开1.5寸，左右各1穴。

【简易取穴诀窍】前发际正中直上一横指（拇指），再旁开1.5寸处即是。

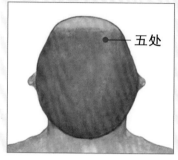
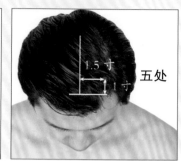

chéng guāng
承光 <u>改善头痛，鼻塞</u>

【功效妙用】疏风泄热，清头明目。主治头痛、癫痫、鼻塞、目视不明、眩晕等。

【精确定位】在头部，前发际正中直上2.5寸，旁开1.5寸，左右各1穴。

【简易取穴诀窍】五处后1.5寸。

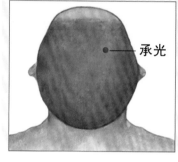
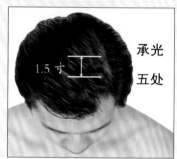

tōng tiān
通天 <u>缓解头痛，眩晕</u>

【功效妙用】疏风清头，通利鼻窍。主治头痛、目眩、鼻塞、鼻衄、鼻痔及急、慢性鼻炎等。

【精确定位】在头部，前发际正中直上4寸，旁开1.5寸。

【简易取穴诀窍】承光后1.5寸。

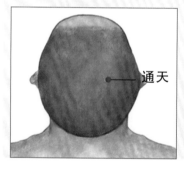
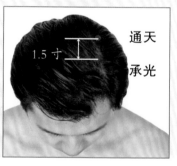

luò què
络却 <u>配风池治头晕</u>

【功效妙用】疏风清头，通经活络。主治头痛，眩晕，面神经麻痹，精神病，抑郁症。

【精确定位】在头部，前发际正中直上5.5寸，旁开1.5寸，左右各1穴。

【简易取穴诀窍】承光后3寸。

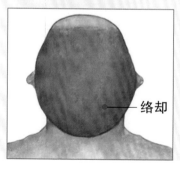
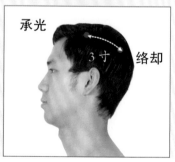

玉枕

yù zhěn

玉枕 刮痧可治头痛

【功效妙用】疏风清头，通经活络。主治头痛、目眩、鼻塞、鼻衄、鼻痔及鼻炎等。

【精确定位】后发际正中直上 2.5 寸，旁开 1.3 寸，左右各 1 穴。

tiān zhù

天柱 改善肩膀肌肉僵硬

【功效妙用】疏风清头，通经活络。主治头痛、项强、鼻塞、癫狂痫、肩背痛、热病等。

【精确定位】后发际正中直上 0.5 寸，旁开 1.3 寸，当斜方肌外缘凹陷中，左右各 1 穴。

dà zhù

大杼 缓解感冒症状

【功效妙用】祛风解毒，宣肺降逆。主治颈椎病、增生性脊椎炎、风湿性关节炎、支气管炎、支气管哮喘等。

【精确定位】在背部，当第 1 胸椎棘突下，旁开 1.5 寸，左右各 1 穴。

fēng mén

风门 治疗感冒的要穴

【功效妙用】宣肺解表，疏风清热。主治感冒、鼻炎、支气管炎、肺炎、肩背软组织疾患等。

【精确定位】在背部，当第 2 胸椎棘突下，旁开 1.5 寸，左右各 1 穴。

【简易取穴诀窍】沿后发际向上轻推，触及枕骨，由此旁开 1.3 寸，在骨性隆起外上缘的凹陷处。

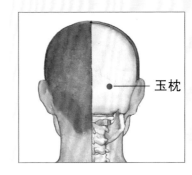 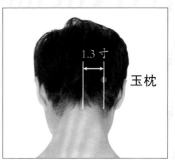

【简易取穴诀窍】正坐低头，触摸颈后有两条大筋（斜方肌），在其外侧，后发际边缘可触及一凹陷处即是。

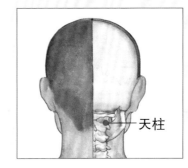 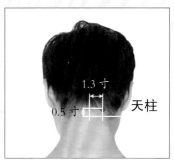

【简易取穴诀窍】低头屈颈，颈背交界处椎骨高突向下推 1 个椎体，下缘旁开两横指处即是。

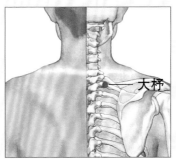 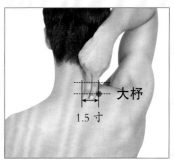

【简易取穴诀窍】低头屈颈，颈背交界处椎骨高突向下推 2 个椎体，下缘旁开两横指处即是。

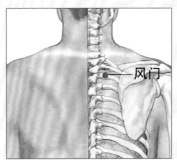 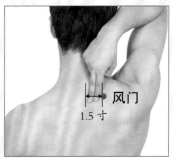

51

肺俞
fèi shù

让呼吸顺畅的秘密

【功效妙用】主治咳嗽，气喘，胸满，鼻塞；骨蒸、潮热、盗汗；喉痹、吐血、咯血；腰背痛，癫狂；风疹、黄疸、痤疮等。

【精确定位】在背部，当第3胸椎棘突下，旁开1.5寸，左右各1穴。

【简易取穴诀窍】低头屈颈，颈背交界处椎骨高突向下推3个椎体，下缘旁开两横指处即是。

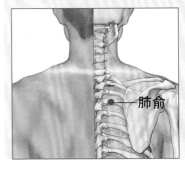 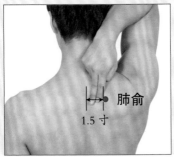

厥阴俞
jué yīn shù

缓解紧张情绪

【功效妙用】主治心绞痛、心肌炎、风湿性心脏病、神经衰弱、肋间神经痛等。

【精确定位】在背部，当第4胸椎棘突下，旁开1.5寸，左右各1穴。

【简易取穴诀窍】低头屈颈，颈背交界处椎骨高突向下推4个椎体，下缘旁开两横指处即是。

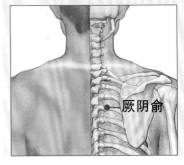 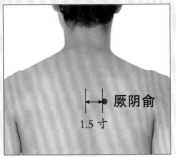

心俞
xīn shù

可养心安神

【功效妙用】主治心痛，心烦，咳嗽咯血，胸痛引背；健忘、失眠、癫狂痫证、梦遗、心惊等。

【精确定位】在背部，当第5胸椎棘突下，旁开1.5寸，左右各1穴。

【简易取穴诀窍】肩胛骨下角水平连线与脊柱相交椎体处，往上推2个椎体，正中线旁开两横指处。

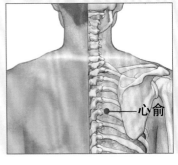 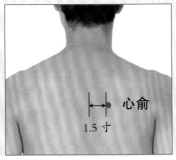

督俞
dū shù

预防心脏疾病

【功效妙用】主治心痛、腹痛、肠鸣、呃逆及心绞痛、乳腺炎、银屑病等。

【精确定位】在背部，当第6胸椎棘突下，旁开1.5寸，左右各1穴。

【简易取穴诀窍】肩胛骨下角水平连线与脊柱相交椎体处，往上推1个椎体，正中线旁开两横指处。

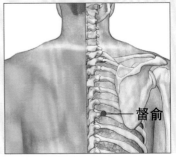 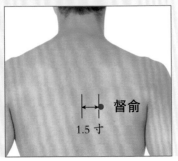

膈俞 gé shù 治疗呕吐的特效穴

【功效妙用】主治胃肠疾患，咳嗽，气喘；吐血，咯血，便血；潮热，盗汗；背痛、脊强等。

【精确定位】在背部，当第7胸椎棘突下，旁开1.5寸，左右各1穴。

【简易取穴诀窍】肩胛骨下角水平连线与脊柱相交椎体处，正中线旁开两横指处。

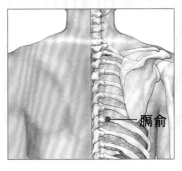 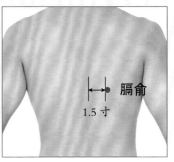

肝俞 gān shù 清肝明目

【功效妙用】主治夜盲，目赤，视物不明，眩晕；黄疸，吐血，衄血；脊背痛、胁痛、癫狂痫证等。

【精确定位】在背部，当第9胸椎棘突下，旁开1.5寸，左右各1穴。

【简易取穴诀窍】肩胛骨下角水平连线与脊柱相交椎体处，往下推2个椎体，正中线旁开两横指处。

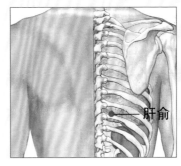 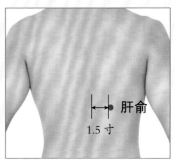

胆俞 dǎn shù 胆经疾病的克星

【功效妙用】主治口苦，舌干，咽痛，呕吐，饮食不下，黄疸；胁痛，腋下肿痛；肺痨、潮热等。

【精确定位】在背部，当第10胸椎棘突下，旁开1.5寸，左右各1穴。

【简易取穴诀窍】第10胸椎棘突下，正中线旁开两横指处。

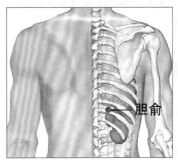 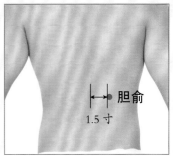

脾俞 pí shù 改善胃肠疾病

【功效妙用】主治胃肠疾患，水肿，黄疸；背痛、胁痛等。

【精确定位】在背部，当第11胸椎棘突下，旁开1.5寸，左右各1穴。

【简易取穴诀窍】脐水平线与脊柱相交椎体处，往上推3个椎体，正中线旁开1.5寸即是。

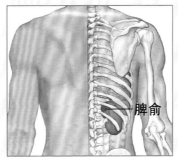 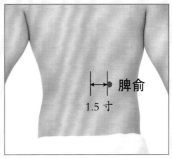

胃俞
wèi shù

缓解多食善饥，身体消瘦

【功效妙用】主治消化不良、胃脘痛、呕吐、反胃、腹胀、腹泻、痢疾、胃炎、消化性溃疡、胃下垂、肠炎、糖尿病、失眠等。

【精确定位】在背部当第12胸椎棘突下，旁开1.5寸，左右各1穴。

【简易取穴诀窍】脐水平线与脊柱相交椎体处，往上推2个椎体，正中线旁开1.5寸即是。

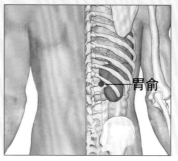
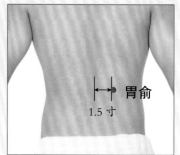

三焦俞
sān jiāo shù

利水强腰

【功效妙用】主治胃肠疾患、小便不利、水肿、黄疸、腰脊强痛、肩背拘急等。

【精确定位】在腰部，当第1腰椎棘突下，旁开1.5寸，左右各1穴。

【简易取穴诀窍】脐水平线与脊柱相交椎体处，往上推1个椎体，正中线旁开1.5寸即是。

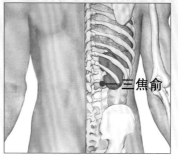
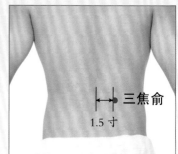

肾俞
shèn shù

护肾强肾

【功效妙用】主治耳鸣耳聋，目昏，腰膝酸痛；遗精，阳痿，小便频数，月经不调，白带，小便不利，水肿；咳喘少气、癫疾等。

【精确定位】在腰部，当第2腰椎棘突下，旁开1.5寸，左右各1穴。

【简易取穴诀窍】脐水平线与脊柱相交椎体处，正中线旁开1.5寸即是。

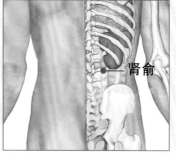
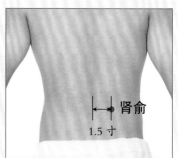

气海俞
qì hǎi shù

益肾壮阳，调经止痛

【功效妙用】主治痛经、崩漏、痔、腰痛、腰腿不利等。

【精确定位】在腰部，当第3腰椎棘突下，旁开1.5寸，左右各1穴。

【简易取穴诀窍】脐水平线与脊柱相交椎体处，往下推1个椎体，正中线旁开1.5寸即是。

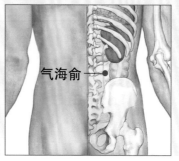
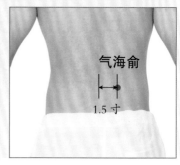

dà cháng shù
大肠俞　缓解风湿腰痛

【功效妙用】治疗急、慢性肠炎、细菌性痢疾，阑尾炎，腰部软组织损伤，骶髂关节炎，坐骨神经痛。

【精确定位】在腰部，当第4腰椎棘突下，旁开1.5寸，左右各1穴。

【简易取穴诀窍】两侧髂前上棘连线与脊柱交点，旁开1.5寸即是。

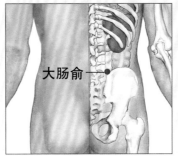
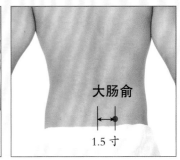

guān yuán shù
关元俞　帮助调理下焦

【功效妙用】主治腹胀、腹泻；腰骶痛；小便频数或不利，遗尿。

【精确定位】在腰部，当第5腰椎棘突下，旁开1.5寸，左右各1穴。

【简易取穴诀窍】两侧髂前上棘连线与脊柱交点，往下推1个椎体，旁开1.5寸即是。

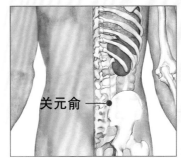
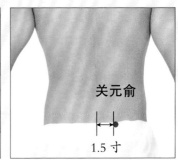

xiǎo cháng shù
小肠俞　防治泌尿生殖系统疾病

【功效妙用】主治遗精，遗尿，尿血，尿痛，带下；腹泻，痢疾，疝气；腰骶痛。

【精确定位】在骶部，骶正中嵴旁开1.5寸，横平第1骶后孔，左右各1穴。

【简易取穴诀窍】当第1骶椎左右二指宽处，与第1骶后孔齐平。

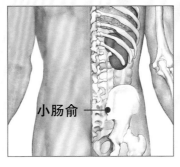
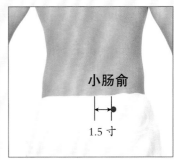

páng guāng shù
膀胱俞　改善小便不利

【功效妙用】主治腹泻、遗尿、小便不利、便秘、肠炎、坐骨神经痛、腰脊强痛等。

【精确定位】在骶部，第2骶椎棘突下旁开1.5寸，约平第2骶后孔，左右各1穴。

【简易取穴诀窍】两侧髂前上棘连线与脊柱交点，往下推3个椎体，旁开1.5寸即是。

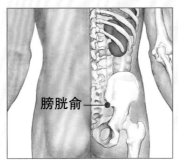
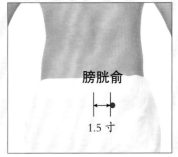

中膂俞 zhōng lǚ shù
益肾温阳，调理下焦

【功效妙用】主治腰肌劳损、坐骨神经痛、肠炎等。

【精确定位】在骶部，第3骶椎棘突下旁开1.5寸，约平第3骶后孔，左右各1穴。

【简易取穴诀窍】两侧髂前上棘连线与脊柱交点，往下推4个椎体，旁开两横指处即是。

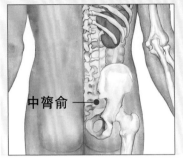
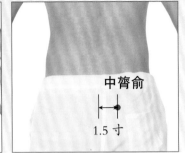

白环俞 bái huán shù
主治男女生殖系统疾病

【功效妙用】主治遗尿，遗精，月经不调，带下，疝气；腰骶痛。

【精确定位】在骶部，当骶正中嵴旁1.5寸，平第4骶后孔，左右各1穴。

【简易取穴诀窍】俯卧位，第4骶后孔，旁开1.5寸。

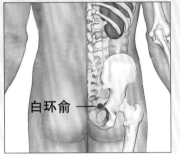
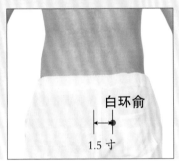

上髎 shàng liáo
改善腰腿痛

【功效妙用】主治睾丸炎、卵巢炎、子宫内膜炎、盆腔炎、腰神经痛、坐骨神经痛、下肢瘫痪等。

【精确定位】在骶部，正对第1骶后孔中，约当髂后上棘与后正中线之间。

【简易取穴诀窍】俯卧，用示指（食指）、中指、环指（无名指）和小指，按在骶骨第1~4骶椎棘突上，然后向外侧移行约一横指，有凹陷处取之。示指（食指）位置即为上髎。

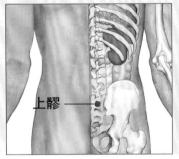
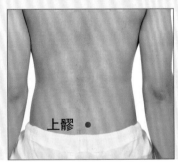

次髎 cì liáo
治疗痛经的特效穴

【功效妙用】同上髎，为泌尿生殖系统疾病的常用穴。

【精确定位】在骶部，正对第2骶后孔中，约当髂后上棘与后正中线之间，左右各1穴。

【简易取穴诀窍】同上髎的取穴方法，此时中指所指的位置即为次髎。

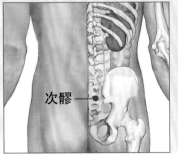
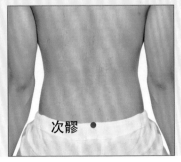

56

zhōng liáo

中髎 治疗男科疾病

【功效妙用】同上髎。

【精确定位】在骶部，正对第 3 骶后孔中，约当髂后上棘与后正中线之间。

【简易取穴诀窍】同上髎的取穴方法，此时环指（无名指）所指的位置即为中髎，左右各 1 穴。

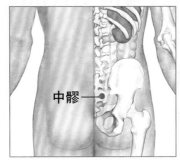
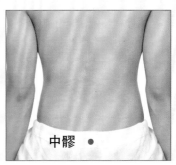

xià liáo

下髎 防治生殖系统疾病

【功效妙用】同上髎。

【精确定位】在骶部，正对第 4 骶后孔中，约当髂后上棘与后正中线之间，左右各 1 穴。

【简易取穴诀窍】同上髎的取穴方法，此时小指所指的位置即为下髎。

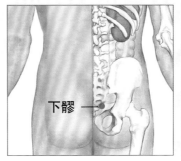
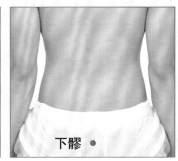

huì yáng

会阳 治疗痔

【功效妙用】主治肛肠病等疾患。

【精确定位】在骶尾部，尾骨端旁开 0.5 寸，左右各 1 穴。

【简易取穴诀窍】尾骨尖旁开 0.5 寸。

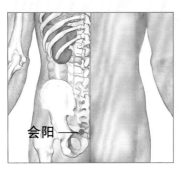
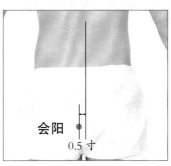

0.5 寸

chéng fú

承扶 通便消痔

【功效妙用】主治臀部下垂、痔疾、腰背疼痛、小便不利等。

【精确定位】在臀横纹的中点，左右各 1 穴。

【简易取穴诀窍】臀下横纹正中点，按压有酸胀感处即是。

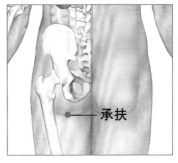
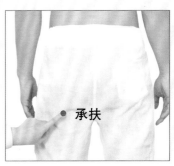

殷门 <small>yīn mén</small> 强健腰腿

【功效妙用】主治坐骨神经痛、腰肌劳损、急性腰扭伤、股部炎症。

【精确定位】在承扶与委中的连线上，承扶下6寸，左右各1穴。

【简易取穴诀窍】承扶下6寸。

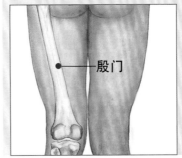
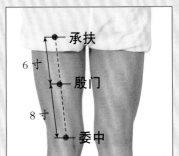

浮郄 <small>fú xì</small> 缓解小腿痉挛

【功效妙用】主治股腘部疼痛、麻木；便秘。

【精确定位】在腘横纹外侧端，委阳上1寸，股二头肌腱的内侧，左右各1穴。

【简易取穴诀窍】委阳上一横指（拇指）。

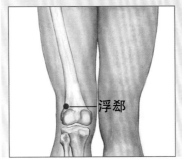
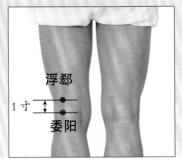

委阳 <small>wěi yáng</small> 按压治疗腰背痛

【功效妙用】主治腰肌劳损、腓肠肌痉挛、泌尿系感染等。

【精确定位】腘横纹外侧端，当股二头肌腱的内侧，左右各1穴。

【简易取穴诀窍】膝盖后面凹陷中央的腘横纹外侧，股二头肌腱内侧即是。

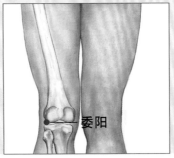
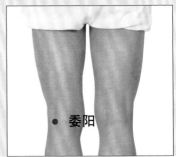

委中 <small>wěi zhōng</small> 缓解腰背痛

【功效妙用】主治腰痛，髋关节屈伸不利，腘肌挛急，下肢痿痹；中风昏迷，半身不遂，癫疾反折；自汗，盗汗，疟疾；遗尿、小便难等。

【精确定位】在腘横纹中点，当股二头肌腱与半腱肌肌腱的中间，左右各1穴。

【简易取穴诀窍】膝盖后面凹陷中央的腘横纹中点即是。

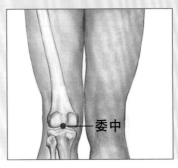
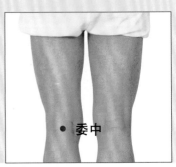

fù fēn
附分　改善肩背痛

【功效妙用】主治颈项强痛，肩背拘急，肘臂麻木。

【精确定位】在背部，第2胸椎棘突下，旁开3寸，左右各1穴。

【简易取穴诀窍】低头屈颈，颈背交界处椎骨高突向下推2个椎体，下缘旁开四横指处即是。

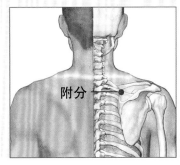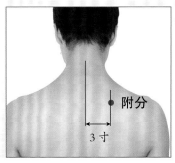

pò hù
魄户　咳嗽哮喘就找它

【功效妙用】主治咳嗽，气喘，肺痨；项强，肩背痛。

【精确定位】在背部，第3胸椎棘突下，旁开3寸，左右各1穴。

【简易取穴诀窍】低头屈颈，颈背交界处椎骨高突向下推3个椎体，下缘旁开四横指处即是。

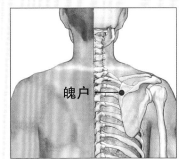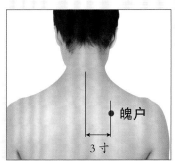

gāo huāng
膏肓　保健要穴

【功效妙用】主治咳嗽，气喘，肺痨，肩胛痛；虚劳诸疾。

【精确定位】在背部，第4胸椎棘突下，旁开3寸。

【简易取穴诀窍】低头屈颈，颈背交界处椎骨高突向下推4个椎体，下缘旁开四横指处即是。

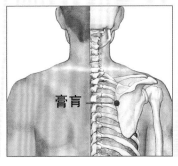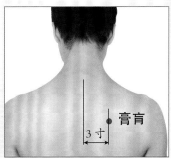

shén táng
神堂　按压治疗胸闷心慌

【功效妙用】主治咳嗽，气喘，胸闷；脊背强痛。

【精确定位】在背部，第5胸椎棘突下，旁开3寸，左右各1穴。

【简易取穴诀窍】肩胛骨下角水平连线与脊柱相交椎体处，往上推2个椎体，正中线旁开四横指处即是。

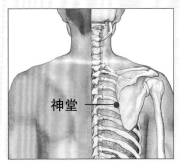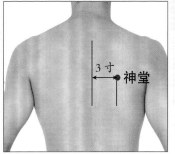

谚谮 yī xī
改善肩背痛

【功效妙用】主治咳嗽、气喘，肩背痛，热病，肋间神经痛，腋神经痛。

【精确定位】在背部，第6胸椎棘突下，旁开3寸，左右各1穴。

【简易取穴诀窍】肩胛骨下角水平连线与脊柱相交椎体处，往上推1个椎体，正中线旁开四横指处即是。

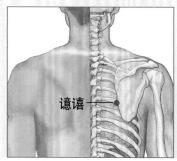
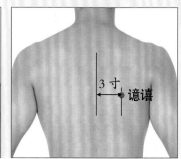

膈关 gé guān
胸闷、胃不舒服就找它

【功效妙用】主治胸闷，嗳气，呕吐；脊背强痛。

【精确定位】在背部，第7胸椎棘突下，旁开3寸，左右各1穴。

【简易取穴诀窍】肩胛骨下角水平连线与脊柱相交椎体处，正中线旁开四横指处即是。

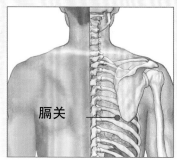
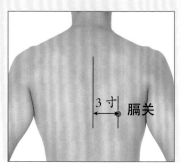

魂门 hún mén
配阳陵泉、支沟治胸胁痛

【功效妙用】主治肝炎、胆囊炎、胸膜炎、胃炎、肋间神经痛、神经衰弱。

【精确定位】在背部，第9胸椎棘突下，旁开3寸，左右各1穴。

【简易取穴诀窍】肩胛骨下角水平连线与脊柱相交椎体处，往下推2个椎体，正中线旁开四横指处即是。

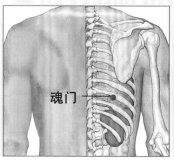
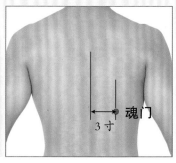

阳纲 yáng gāng
疏肝利胆

【功效妙用】主治胃炎，消化不良，胃痉挛，肝炎，胆囊炎；心内膜炎，肌肉风湿病，蛔虫性腹痛。

【精确定位】在背部，第10胸椎棘突下，旁开3寸，左右各1穴。

【简易取穴诀窍】肩胛骨下角水平连线与脊柱相交椎体处，往下推3个椎体，正中线旁开四横指处即是。

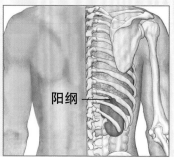
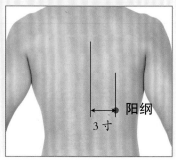

意舍 缓解腹胀

yì shè

【功效妙用】主治恶心、呕吐、腹胀、肠鸣、泄泻、黄疸、饮食不下。

【精确定位】在背部，第11胸椎棘突下，旁开3寸，左右各1穴。

【简易取穴诀窍】脐水平线与脊柱相交椎体处，往上推3个椎体，正中线旁开四横指处即是。

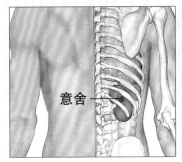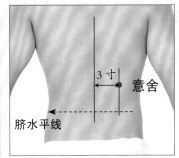

胃仓 消食导滞，增进食欲

wèi cāng

【功效妙用】主治胃痉挛、胃炎、溃疡病、习惯性便秘、乳腺炎等。

【精确定位】在背部，第12胸椎棘突下，旁开3寸，左右各1穴。

【简易取穴诀窍】脐水平线与脊柱相交椎体处，往上推2个椎体，正中线旁开四横指处即是。

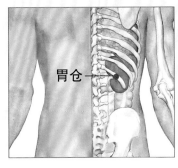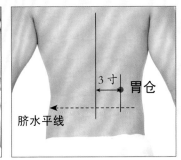

肓门 腹部不适就找它

huāng mén

【功效妙用】主治胃痉挛、胃炎、溃疡病、习惯性便秘、乳腺炎等。

【精确定位】在腰部，第1腰椎棘突下，旁开3寸，左右各1穴。

【简易取穴诀窍】脐水平线与脊柱相交椎体处，往上推1个椎体，正中线旁开四横指处即是。

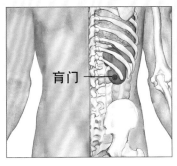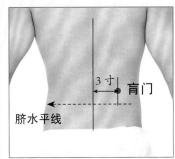

志室 按压可治疗肾虚、阳痿

zhì shì

【功效妙用】主治耳鸣耳聋、头晕目眩、腰脊强痛、小便不利、阴中肿痛、阳痿、遗精、前列腺、肾炎等。

【精确定位】在腰部，第2腰椎棘突下，旁开3寸，左右各1穴。

【简易取穴诀窍】脐水平线与脊柱相交椎体处，正中线旁开四横指处即是。

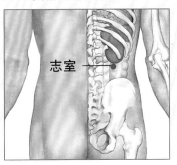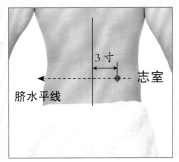

bāo huāng
胞肓 补肾强腰，通利二便

【功效妙用】主治痔、便秘、小便不畅、阴部疼痛及腰腿痛、坐骨神经痛、腰骶痛等，对下肢痿痹有很好的疗效。

【精确定位】在臀部，当骶正中嵴旁开3寸，平第二骶后孔，左右各1穴。

【简易取穴诀窍】两侧髂前上棘连线与脊柱交点，往下推3个椎体，旁开四横指处即是。

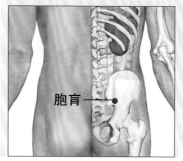
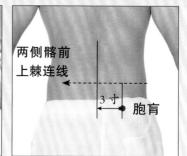

胞肓

两侧髂前
上棘连线

3寸 胞肓

zhì biān
秩边 治疗坐骨神经痛

【功效妙用】对治疗痔、便秘、小便不畅、阴部疼痛及腰腿痛、坐骨神经痛、腰骶痛、下肢痿痹有很好的效果。

【精确定位】在臀部，第4骶椎棘突下，旁开3寸，左右各1穴。

【简易取穴诀窍】两侧髂前上棘连线与脊柱交点，往下推5个椎体，旁开四横指处即是。

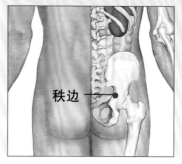
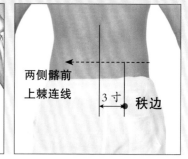

秩边

两侧髂前
上棘连线

3寸 秩边

hé yáng
合阳 改善痔

【功效妙用】主治运动系统疾病：急性腰扭伤，腓肠肌痉挛或麻痹；脱肛，痔，便秘。

【精确定位】在小腿后侧，委中直下2寸，左右各1穴。

【简易取穴诀窍】膝盖后部，腘横纹中点，直下2寸即是。

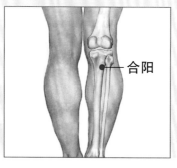
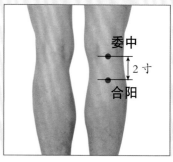

合阳

委中
2寸
合阳

chéng jīn
承筋 小腿痉挛就揉它

【功效妙用】主治运动系统疾病：急性腰扭伤，腓肠肌痉挛或麻痹；脱肛，痔，便秘。

【精确定位】在小腿后侧，合阳与承山连线的中点，腓肠肌肌腹中央，左右各1穴。

【简易取穴诀窍】小腿用力，后面肌肉明显隆起，中央按压有酸胀感处即是。

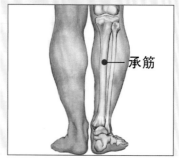
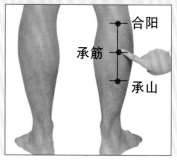

承筋

合阳
承筋
承山

chéng shān
承山　缓解腿脚痉挛

【功效妙用】主治腿痛转筋，腰背痛，脚气；腹痛，便秘，疝气；鼻衄、痔疾、癫疾等。

【精确定位】在小腿后侧正中，委中与昆仑之间，当伸直小腿或足跟上提时，腓肠肌肌腹下出现尖角凹陷处，左右各 1 穴。

【简易取穴诀窍】直立，小腿用力，在小腿的后面正中可见一人字纹，其下尖角可触及一凹陷处，即是。

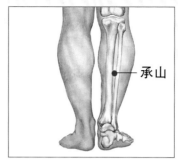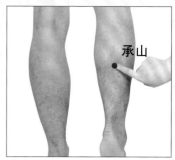

fēi yáng
飞扬　迅速缓解腿疲劳

【功效妙用】主治头痛，目眩；腰腿疼痛；痔疾。

【精确定位】在小腿后侧，昆仑直上 7 寸，承山外下方 1 寸处，左右各 1 穴。

【简易取穴诀窍】承山直下 1 寸，再旁开 1 寸。

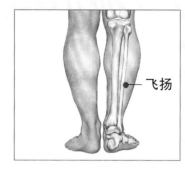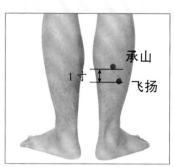

fū yáng
跗阳　治疗脚踝肿痛

【功效妙用】主治腰骶痛，下肢痿痹，外踝肿痛；头痛。

【精确定位】在小腿后外侧，昆仑直上 3 寸，腓骨与跟腱之间，左右各 1 穴。

【简易取穴诀窍】昆仑直上 3 寸。

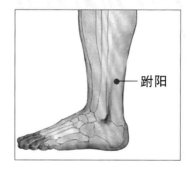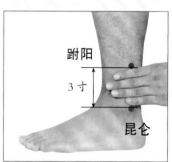

kūn lún
昆仑　治疗颈椎病

【功效妙用】主治头痛，项强，肩背拘急，目眩，鼻衄；惊痫，难产，疟疾；腰骶疼痛、脚跟肿痛等。

【精确定位】在足部外踝后方，当外踝尖与跟腱之间的凹陷处，左右各 1 穴。

【简易取穴诀窍】正坐垂足着地，外踝尖与跟腱之间凹陷处即是。

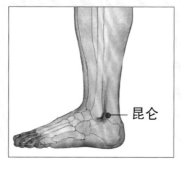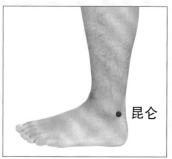

pú cān
仆参 —— 配太溪治足跟痛

【功效妙用】主治脚气、足跟痛、腰痛、下肢痿痹、膝关节炎、踝关节炎等。

【精确定位】在足部，昆仑直下，跟骨外侧，赤白肉际处，左右各1穴。

【简易取穴诀窍】跟骨下凹陷中。

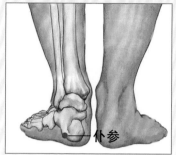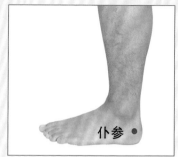

shēn mài
申脉 —— 改善关节疼痛

【功效妙用】主治失眠、头痛、眩晕、腰腿痛、足踝关节痛、下肢痿痹、目赤肿痛等。

【精确定位】在足外侧部，外踝直下方凹陷中，左右各1穴。

【简易取穴诀窍】正坐垂足着地，外踝垂直向下可触及一凹陷，按压有酸胀感处即是。

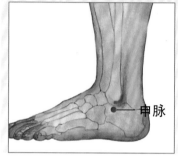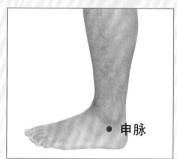

jīn mén
金门 —— 治疗急性腰痛

【功效妙用】主治头痛，癫痫，小儿惊风，腰痛，下肢痿痹，外踝痛。

【精确定位】在足外侧，申脉前下方，骰骨外侧凹陷中，左右各1穴。

【简易取穴诀窍】正坐垂足着地，脚趾上翘可见一骨头凸起，外侧凹陷处（按压有酸胀感处）即是。

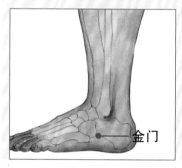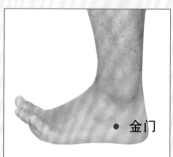

jīng gǔ
京骨 —— 缓解落枕不适

【功效妙用】主治高血压病、落枕、腰肌劳损等。

【精确定位】在足部，第5跖骨粗隆下方，赤白肉际处，左右各1穴。

【简易取穴诀窍】沿小趾长骨往后推，可摸到一凸起，下方皮肤颜色深浅交界处（凹陷处）即是。

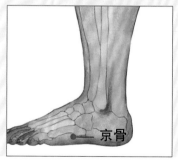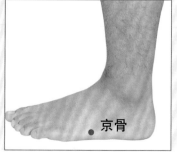

束骨 <small>shù gǔ</small> 防治感冒

【功效妙用】主治头痛、目眩、目赤痛、耳聋、项强、癫狂、痔疮、腰背痛、下肢后侧痛等。

【精确定位】在足部，第5跖骨小头的后缘，赤白肉际处，左右各1穴。

【简易取穴诀窍】在足外侧，足小趾末节的后方。

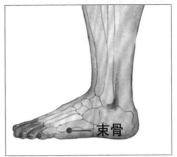
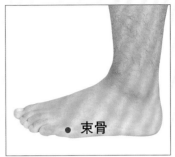

足通谷 <small>zú tōng gǔ</small> 清热安神，清头明目

【功效妙用】主治头痛、头重、目眩、鼻塞、颈项痛等。

【精确定位】在足部，第5跖趾关节的前方，赤白肉际处，左右各1穴。

【简易取穴诀窍】在足外侧，足小趾末节的前方。

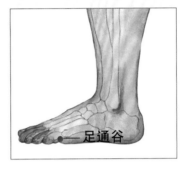
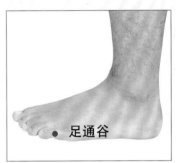

至阴 <small>zhì yīn</small> 艾灸可矫正胎位

【功效妙用】主治头痛、目痛、鼻塞、鼻出血、胎位不正、难产、滞产等。

【精确定位】在足小趾外侧，趾甲角旁0.1寸，左右各1穴。

【简易取穴诀窍】足小趾外侧，趾甲外侧缘与下缘各做一垂线交点处即是。

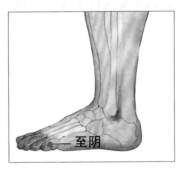
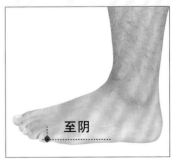

第九章
足少阴肾经

◆ 经络循行

起于足小趾之下，斜走足心，经舟骨粗隆下、内踝后侧，沿小腿、腘窝、大腿的内后侧上行，穿过脊柱，属于肾，还出于前，向上行于腹部前正中线旁 0.5 寸，胸部前正中线旁 2 寸，止于锁骨下缘，络膀胱（部分经脉走行路线）。

◆ 作用及主治

肾经是人体协调阴阳的经脉，也是维持体内水液平衡的主要经络。本经主要治疗妇科、前阴、肾、肺、咽喉病证。如月经不调、阴挺、遗精、小便不利、水肿、便秘、泄泻，以及经脉循行部位的病变。

◆ 保养方法

酉时（17:00 ~ 19:00）是肾经的当令时间，此时可以手握空拳，沿正中线从心口至小腹上下推揉 5 ~ 10 分钟。有时间可重点按摩涌泉，并从上向下刮拭太溪 1 ~ 3 分钟。

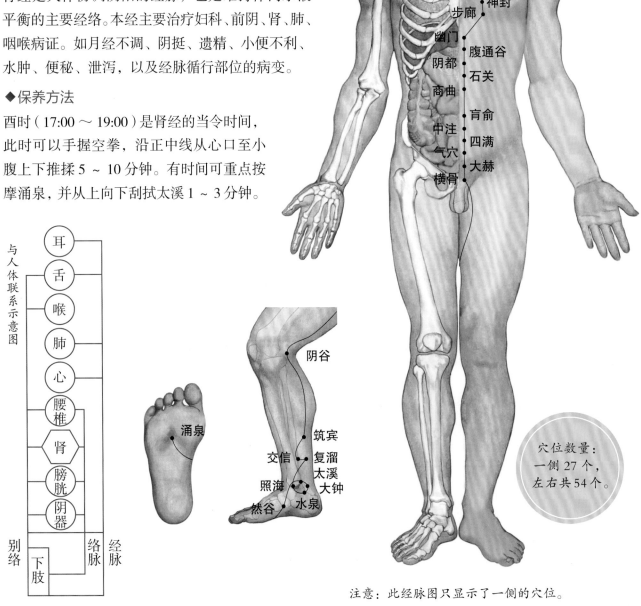

与人体联系示意图

耳
舌
喉
肺
心
腰椎
肾
膀胱
阴器

别络　络脉　经脉

下肢

俞府
彧中　神藏
灵墟　神封
步廊
幽门　腹通谷
阴都　石关
商曲
肓俞
中注　四满
气穴　大赫
横骨

阴谷

涌泉

筑宾
交信　复溜
太溪
照海　大钟
然谷　水泉

穴位数量：
一侧 27 个，
左右共 54 个。

注意：此经脉图只显示了一侧的穴位。

66

涌泉
yǒng quán

急救要穴之一

【功效妙用】主治昏厥，中暑，小儿惊风；头痛，头晕，目眩，失眠；咯血，咽喉肿痛。

【精确定位】在足底部，卷足时足前部凹陷处，约当足底第2、3趾趾缝纹头端与足跟连线的前1/3与后2/3交点上，左右各1穴。

【简易取穴诀窍】卷足，足底前1/3处有一凹陷处，按压有酸胀感处即是。

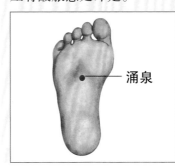
涌泉

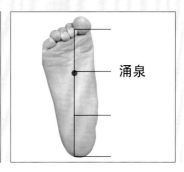
涌泉

然谷
rán gǔ

滋阴补肾

【功效妙用】主治月经不调，阴挺，阴痒，白浊；遗精，阳痿；消渴，腹泻，小便不利。

【精确定位】在内踝前下方，足舟骨粗隆下方凹陷中，左右各1穴。

【简易取穴诀窍】坐位垂足，内踝前下方明显骨性标志——舟骨，前下方凹陷处（按压有酸胀感）即是。

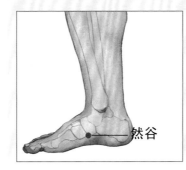
然谷

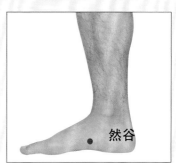
然谷

太溪
tài xī

补肾气，除百病

【功效妙用】主治头痛，目眩，失眠，健忘，咽喉肿痛，齿痛，耳鸣，耳聋；咳嗽，气喘，咯血，胸痛；月经不调，遗精，阳痿；腰脊痛，下肢厥冷。

【精确定位】在足部，内踝尖与跟腱之间的凹陷中的位置，左右各1穴。

【简易取穴诀窍】坐位垂足，由足内踝向后推至与跟腱之间凹陷处即是。

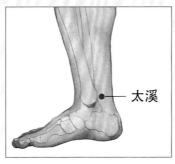
太溪

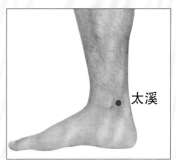
太溪

大钟
dà zhōng

益肾平喘，调理二便

【功效妙用】主治痴呆；癃闭，遗尿，便秘；月经不调；咯血，气喘；腰脊强痛，足跟痛。

【精确定位】在内踝后下方，太溪下0.5寸稍后，当跟腱附着部的内侧前方凹陷处，左右各1穴。

【简易取穴诀窍】先找到太溪，向下半横指，再向后平推至凹陷处即是。

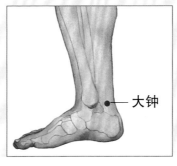
大钟

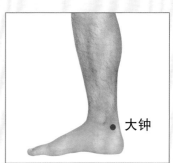
大钟

shuǐ quán
水泉 — 通经活络治痛经

【功效妙用】主治月经不调，痛经，经闭，阴挺；小便不利。现代常用于治疗月经不调、功能性子宫出血等。

【精确定位】在内踝后下方，当太溪直下1寸，跟骨结节内侧凹陷处，左右各1穴。

【简易取穴诀窍】先找到太溪，直下一横指（拇指），按压有酸胀感处即是。

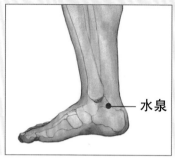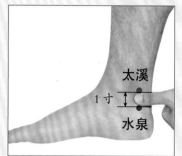

zhào hǎi
照海 — 月经不调的救星

【功效妙用】失眠，癫痫；咽喉干痛，目赤肿痛；月经不调，带下，阴挺，小便频数。

【精确定位】在内踝尖下1寸，内踝下缘边际凹陷中，左右各1穴。

【简易取穴诀窍】坐位垂足，由内踝尖垂直向下推，至下缘凹陷处，按压有酸痛感处即是。

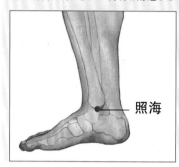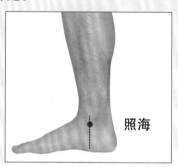

fù liū
复溜 — 改善腹胀肠鸣

【功效妙用】主治水肿，汗证；腹胀，腹泻；腰脊强痛，下肢痿痹。

【精确定位】在足部，太溪上2寸，当跟腱的前缘，左右各1穴。

【简易取穴诀窍】先找到太溪，直上三横指，跟腱前缘处，按压有酸胀感处即是。

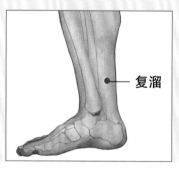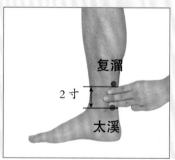

jiāo xìn
交信 — 调经养血止崩漏

【功效妙用】主治月经不调，崩漏，阴挺，阴痒，疝气，五淋；腹泻，便秘，痢疾。

【精确定位】在足部，太溪上2寸，胫骨内侧面后缘凹陷中，左右各1穴。

【简易取穴诀窍】先找到太溪，直上2寸，再前推至胫骨后凹陷处即是。

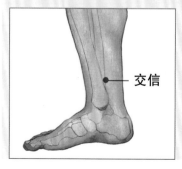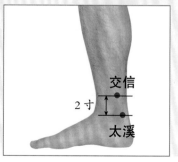

筑宾
zhù bīn
宁心安神，调理下焦

【功效妙用】主治癫狂；疝气；呕吐涎沫，吐舌；小腿内侧痛。

【精确定位】在太溪与阴谷的连线上，太溪直上5寸，左右各1穴。

【简易取穴诀窍】先找到太溪，直上量七横指，按压有酸胀感处即是。

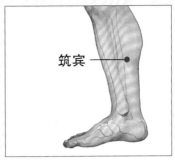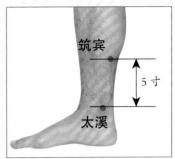

阴谷
yīn gǔ
治疗遗精、遗尿

【功效妙用】主治癫狂；阳痿，月经不调，崩漏，小便不利；膝股内侧痛。

【精确定位】在膝后区，腘横纹上，半腱肌肌腱外侧缘，左右各1穴。

【简易取穴诀窍】微屈膝，在腘横纹内侧可触及两条筋，两筋之间凹陷处即是。

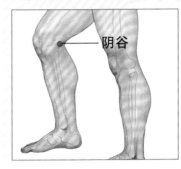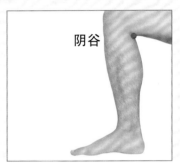

横骨
héng gǔ
治疗男科疾病

【功效妙用】主治少腹胀痛；小便不利，遗尿，遗精，阳痿；疝气。

【精确定位】在脐下5寸，耻骨联合上际，前正中线旁开0.5寸，左右各1穴。

【简易取穴诀窍】仰卧，脐下七横指处，再旁开半横指处即是。

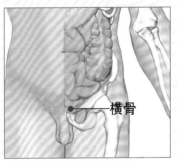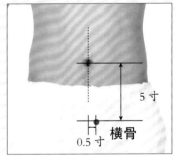

大赫
dà hè
生殖健康的福星

【功效妙用】主治遗精，阳痿，阴挺，带下。

【精确定位】在脐下4寸，前正中线旁开0.5寸，左右各1穴。

【简易取穴诀窍】仰卧，依上法找到横骨，向上一横指处即是。

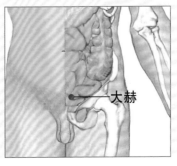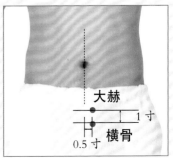

气穴 qì xué 利尿通便

【功效妙用】主治奔豚气；月经不调，带下；小便不利；腹泻。

【精确定位】在脐下 3 寸，前正中线旁开 0.5 寸，左右各 1 穴。

【简易取穴诀窍】仰卧，脐下四横指处，再旁开半横指处即是。

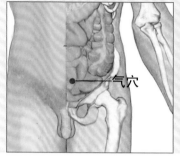
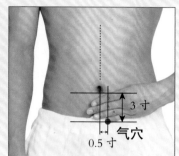

四满 sì mǎn 缓解腹痛腹胀

【功效妙用】主治月经不调，崩漏，带下，产后恶露不净；遗精，小腹痛；脐下积、聚、疝、瘕，水肿。

【精确定位】在脐下 2 寸，前正中线旁开 0.5 寸，左右各 1 穴。

【简易取穴诀窍】仰卧，脐下三横指处，再旁开半横指处即是。

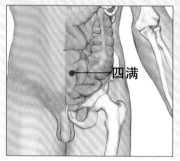
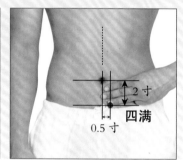

中注 zhōng zhù 改善腰腹疼痛，促消化

【功效妙用】主治月经不调，腹痛，便秘，腹泻。

【精确定位】在脐下 1 寸，前正中线旁开 0.5 寸，左右各 1 穴。

【简易取穴诀窍】仰卧，脐下一横指处，再旁开半横指处即是。

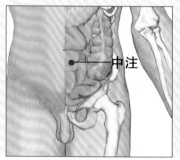
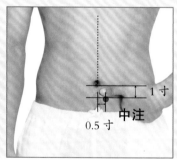

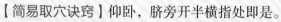

肓俞 huāng shù 告别腹胀

【功效妙用】主治腹痛，腹胀，腹泻，便秘；月经不调；疝气。

【精确定位】在脐旁 0.5 寸，左右各 1 穴。

【简易取穴诀窍】仰卧，脐旁开半横指处即是。

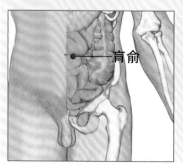
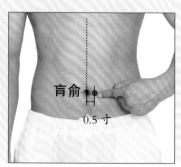

shāng qū
商曲　解决便秘烦恼

【功效妙用】主治胃痛，腹痛，腹胀，腹泻，便秘，腹中积聚。

【精确定位】在脐上 2 寸，前正中线旁开 0.5 寸，左右各 1 穴。

【简易取穴诀窍】仰卧，脐上三横指处，再旁开半横指处即是。

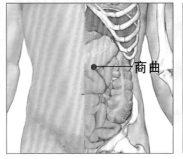
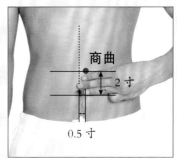

shí guān
石关　帮助治疗不孕

【功效妙用】主治胃炎、消化道溃疡、不孕等。

【精确定位】在脐上 3 寸，前正中线旁开 0.5 寸，左右各 1 穴。

【简易取穴诀窍】仰卧，脐上四横指处，再旁开半横指处即是。

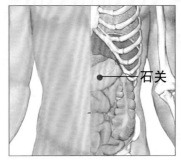
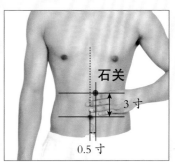

yīn dū
阴都　有效缓解胃肠疾病

【功效妙用】主治腹胀，肠鸣，腹痛，便秘，妇人不孕，胸胁满，疟疾。

【精确定位】在脐上 4 寸，前正中线旁开 0.5 寸，左右各 1 穴。

【简易取穴诀窍】仰卧，胸剑结合与脐连线中点，再旁开半横指处即是。

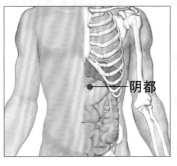
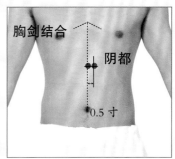

fù tōng gǔ
腹通谷　治疗胃痛呕吐

【功效妙用】主治腹痛，腹胀，胃痛，呕吐；心痛，心悸，胸痛。

【精确定位】在脐上 5 寸，前正中线旁开 0.5 寸，左右各 1 穴。

【简易取穴诀窍】仰卧，胸剑结合与脐连线中点，直上 1 寸，再旁开半横指处即是。

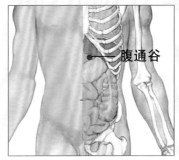
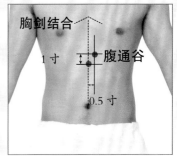

幽门　yōu mén

配玉堂治烦心呕吐

【功效妙用】主治善哕，呕吐，腹痛，腹胀，腹泻。

【精确定位】在脐上6寸，前正中线旁开0.5寸，左右各1穴。

【简易取穴诀窍】仰卧，脐上八横指，再旁开半横指处即是。

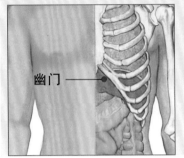
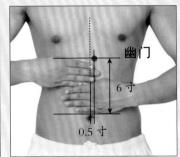

步廊　bù láng

乳房保健要穴

【功效妙用】主治胸痛，咳嗽，气喘，乳痈。

【精确定位】在胸部，第5肋间隙，前正中线旁开2寸，左右各1穴。

【简易取穴诀窍】仰卧，自乳头向下摸1个肋间隙，该肋间隙中，由前正中线旁开三横指处即是。

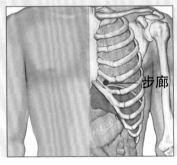
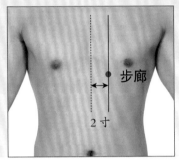

神封　shén fēng

改善咳嗽气喘

【功效妙用】主治胸胁支满，咳嗽，气喘，乳痈。

【精确定位】在胸部，第4肋间隙，前正中线旁开2寸，左右各1穴。

【简易取穴诀窍】在平乳头的肋间隙（第4肋间隙）中，于胸骨中线与锁骨中线连线的中点处，按压有酸胀感。

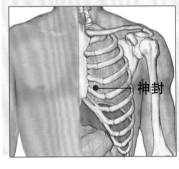
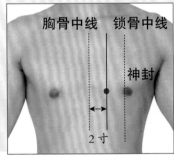

灵墟　líng xū

治疗风寒咳嗽

【功效妙用】主治咳嗽、哮喘、胸痛、乳腺炎、胸膜炎、肋间神经痛等。

【精确定位】在胸部，第3肋间隙，前正中线旁开2寸，左右各1穴。

【简易取穴诀窍】仰卧，自乳头垂直向上推1个肋间隙，该肋间隙中，由前正中线旁开三横指处即是。

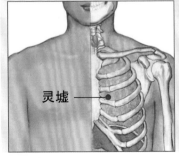
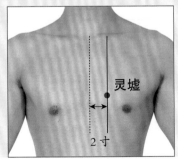

神藏 shén cáng
缓解咳嗽胸痛

【功效妙用】主治支气管炎、胸膜炎、肋间神经痛、胃炎等。

【精确定位】在胸部，第2肋间隙，前正中线旁开2寸，左右各1穴。

【简易取穴诀窍】仰卧，自乳头垂直向上推2个肋间隙，该肋间隙中，由前正中线旁开三横指处即是。

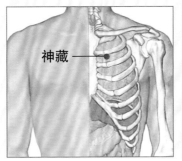
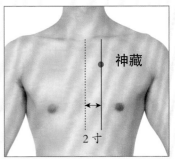

彧中 yù zhōng
定咳顺气

【功效妙用】主治胸肺部等疾患，如咳嗽、气喘、唾血、痰涎壅盛、呃逆、盗汗、胸胁支满、乳痈、白癜风等。

【精确定位】在胸部，第1肋间隙，前正中线旁开2寸，左右各1穴。

【简易取穴诀窍】第1肋骨下可触及一凹陷，在此凹陷中，前正中线旁开三横指处即是。

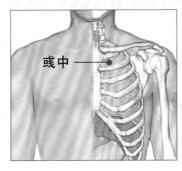
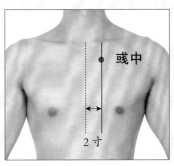

俞府 shù fǔ
止咳平喘

【功效妙用】主治支气管炎、支气管哮喘、肋间神经痛等。

【精确定位】在胸部，锁骨下缘，前正中线旁开2寸，左右各1穴。

【简易取穴诀窍】仰卧，锁骨下可触及一凹陷，在此凹陷中，前正中线旁开三横指处即是。

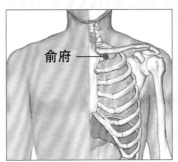
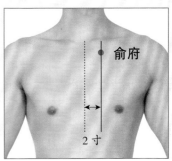

第十章
手厥阴心包经

◆经络循行

起于胸中，属心包，下膈，联络三焦；外行支出于侧胸上部，循行于上肢的中间部，入掌止于中指端；掌中分支止于环指（无名指）末端。

◆作用及主治

心包常理解为心脏外面的一层包膜，是用来保护心脏的，可以帮助心脏功能正常运行。本经主要治疗心血管系统病证及经脉循行部位的病证。如心烦、心悸、心痛、神志失常、失眠、多梦、口疮口臭等。

◆保养方法

戌时（19:00～21:00）心包经最兴旺，也是吃过晚饭促进消化的时候。心脏不好者可以在饭后半个小时循按心包经。此时要保持心情舒畅，可以看书、听音乐、打太极、散步，给自己创造安然入眠的条件。

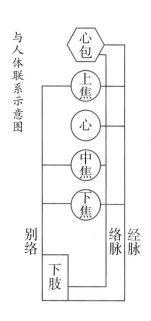

与人体联系示意图

心包 — 上焦 — 心 — 中焦 — 下焦 — 别络 — 络脉 — 经脉 — 下肢

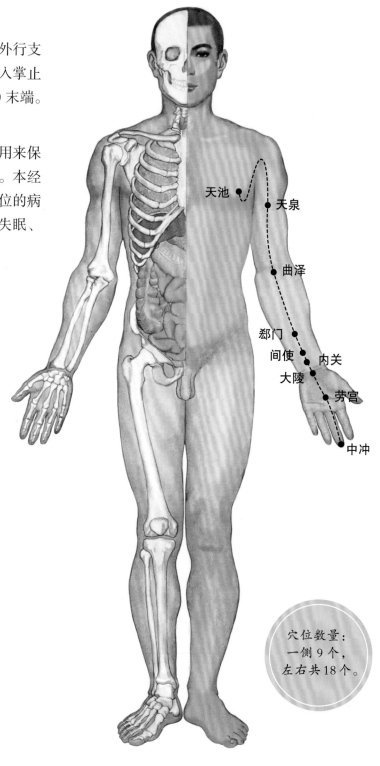

天池　天泉　曲泽　郄门　间使　内关　大陵　劳宫　中冲

穴位数量：
一侧 9 个，
左右共 18 个。

注意：此经脉图只显示了一侧的穴位。

74

天池 tiān chí 乳腺疾病的克星

【功效妙用】主治乳痈、乳少等乳房疾患；咳嗽，气喘，胁肋疼痛。

【精确定位】在胸部，乳头外侧1寸，当第4肋间隙中，左右各1穴。

【简易取穴诀窍】仰卧，自乳头沿水平线向外侧旁开一横指（拇指），按压有酸胀感处即是。

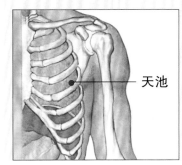
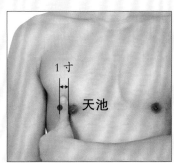

天泉 tiān quán 增强心脏活力

【功效妙用】主治心肺病证，腋下肿痛，乳痈，瘰疬。

【精确定位】在臂内侧，腋前纹头下2寸，在肱二头肌的长、短头之间，左右各1穴。

【简易取穴诀窍】伸肘仰掌，腋前纹头下三横指，在肱二头肌肌腹间隙中，按压有酸胀感处即是。

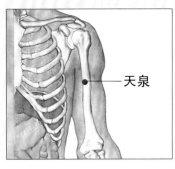
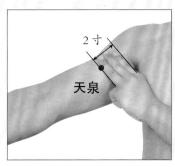

曲泽 qū zé 配委中、曲池治高热中暑

【功效妙用】主治心痛，心悸，胸痛；呕吐，胃痛，中暑，泄泻；热病、瘾疹、肘臂痛等。

【精确定位】在肘横纹中，当肱二头肌腱尺侧缘，左右各1穴。

【简易取穴诀窍】肘微弯，肘弯里可摸到一条大筋，内侧横纹上可触及凹陷处即是。

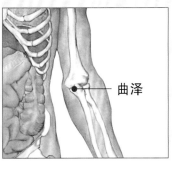
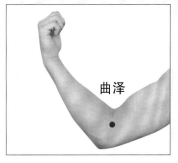

郄门 xì mén 宁心安神，清营止血

【功效妙用】主治咯血，呕血，衄血；心痛，心悸，胸痛心烦，癫疾；疔疮、热病等。

【精确定位】在前臂掌侧，当曲泽与大陵的连线上，腕横纹上5寸，掌长肌腱与桡侧腕屈肌腱之间，左右各1穴。

【简易取穴诀窍】曲泽与大陵的连线上，腕横纹上5寸。

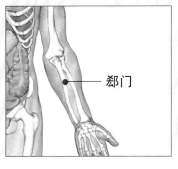
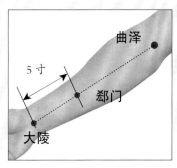

间使 jiān shǐ 轻松治疗疟疾

【功效妙用】主治心痛、惊悸、胃痛、呕吐、热病烦躁、胸痛、疟疾、癫狂、痫症、肘挛、臂痛等。

【精确定位】在前臂掌侧，当曲泽与大陵的连线上，腕横纹上3寸，掌长肌腱与桡侧腕屈肌腱之间，左右各1穴。

【简易取穴诀窍】曲泽与大陵的连线上，腕横纹上四横指。

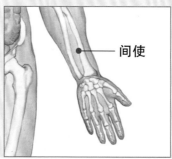
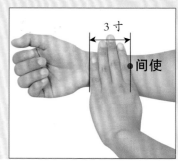

内关 nèi guān 手掐内关可治疗晕车、晕船

【功效妙用】主治心脏、头部、神经疾患、胃痛呕吐、呃逆、咳嗽、哮喘、热病、疟疾等。

【精确定位】在前臂掌侧，当曲泽与大陵的连线上，腕横纹上2寸，掌长肌腱与桡侧腕屈肌腱之间，左右各1穴。

【简易取穴诀窍】屈肘微握拳，从腕横纹向上三横指，两条索状筋之间即是。

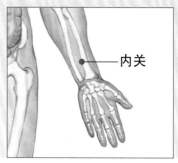
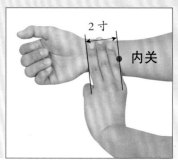

大陵 dà líng 有助于治疗癫痫

【功效妙用】主治心悸，心痛，胸痛，胸闷；癫狂，喜笑不休，善悲泣，惊恐，痫证；皮肤湿疹，疮疡；手腕臂痛、腕下垂等。

【精确定位】在腕横纹的中点处，当掌长肌腱与桡侧腕屈肌腱之间，左右各1穴。

【简易取穴诀窍】仰掌，腕横纹的中点。

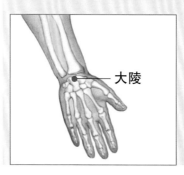
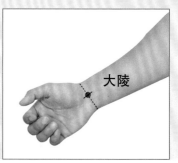

劳宫 láo gōng 安心定神，放松心情

【功效妙用】急救要穴，主治中风，昏迷，中暑，心绞痛，癫，狂，痫；五官疾患、鹅掌风等。现代常用于治疗昏迷、中暑、癔病、口腔炎等。

【精确定位】在手掌心，当第2、3掌骨之间偏于第3掌骨，握拳屈指时中指尖处，左右各1穴。

【简易取穴诀窍】握拳屈指，中指尖所指掌心处，按压有酸胀感处即是。

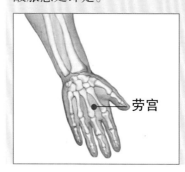
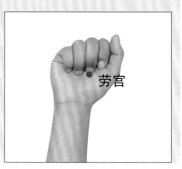

zhōng chōng

中冲 心脏急救第一穴

【功效妙用】主治心痛，心悸，中风；小儿夜啼，舌强肿痛；晕车、中风昏迷、中暑等急症。

【精确定位】在手中指末节尖端中央，距指甲游离缘约 0.1 寸，左右各 1 穴。

【简易取穴诀窍】俯掌，在中指尖端的中央取穴。

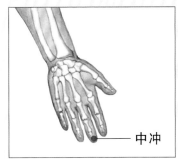
中冲

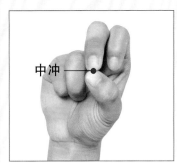
中冲

四季养生特效穴（冬季）

冬三月　冬季的气候特点会影响到人体的方方面面，尤其是对肾脏的影响是非常明显的。此时万物萧索，给人以寂寥之感，应保持心情舒畅，多运动，以此缓解冬季抑郁的心情。

特效穴：肾俞、太溪、关元、阴陵泉

北方多寒燥，既要温阳，又要防燥滋阴。

【肾俞】

经常按揉肾俞可外散肾脏之热。

按摩时取俯卧位，他人两手拇指指腹放置在肾俞上，逐渐用力下压按揉。反复操作 5 ~ 10 分钟，每日 1 次。

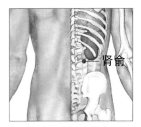
肾俞

【太溪】

按揉太溪，既补肾阴，又补肾阳。

按压时拇指指面着力于穴位之上，边按边揉，以产生酸胀感为宜。每天可按摩 2 ~ 3 次，每次 5 分钟即可。

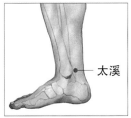
太溪

南方多寒湿，既要温阳，又要化湿。

【关元】

经常按揉关元，可温阳补肾、固本培元。

以关元为中心手掌有节律地做环形摩动，或顺时针按揉关元。每天可按摩 2 ~ 3 次，每次 5 分钟即可。

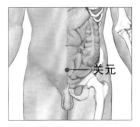
关元

【阴陵泉】

按揉阴陵泉，可通调气血、健脾除湿。

将右手中、示两指指腹放在穴位上，垂直用力顺时针慢速按揉，持续数秒后，渐渐放松。每天可按摩 2 ~ 3 次，每次 15 分钟即可。

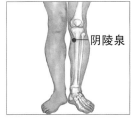
阴陵泉

第十一章
手少阳三焦经

◆经络循行

起于环指（无名指）末端，循行于上肢外侧中间部，上肩，经颈部上行联系耳内及耳前后、面颊、目外眦等部；体腔支从缺盆进入，联系心包、膻中、三焦等。

◆作用及主治

三焦经是人整个体腔的通道，负责通调水道、运化水谷，合理分配使用全身气血和能量。本经主要治疗五官病证及经脉循行部位的病证。如偏头痛、耳聋耳鸣、咽喉肿痛、眼痛、肋间神经痛、肘关节屈伸不利等。

◆保养方法

亥时（21:00 ～ 23:00）三焦当令，人如果在亥时睡眠，可使百脉得到休养生息，对身体美容十分有益。熬夜可能出现内分泌失调的症状，最好不要养成熬夜的习惯。

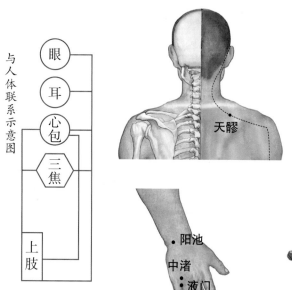

与人体联系示意图

眼
耳
心包
三焦
上肢

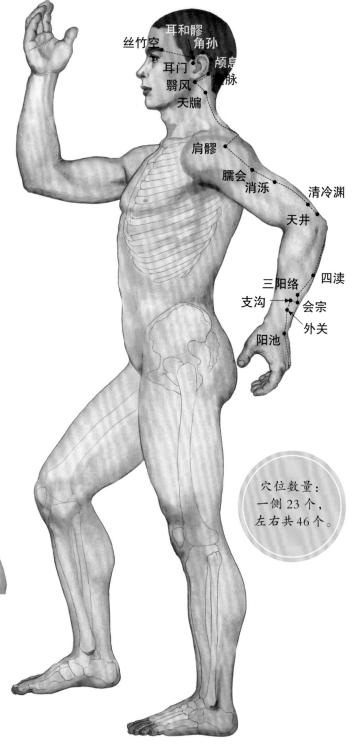

丝竹空　耳和髎
　　　角孙
耳门　　颅息
翳风　　　脉
天牖
肩髎
臑会　消泺　清冷渊
　　　天井
三阳络　　四渎
支沟　　会宗
　　　外关
阳池

天髎

阳池
中渚
液门
关冲

穴位数量：
一侧 23 个，
左右共 46 个。

注意：此经脉图只显示了一侧的穴位。

guān chōng

关冲 有效治疗面部疾病

【功效妙用】主治中风昏迷、热病、心烦、中暑、咽喉肿痛、头痛、目赤、耳鸣耳聋等。

【精确定位】在手环指末节尺侧，距指甲根角旁 0.1 寸，左右各 1 穴。

【简易取穴诀窍】沿环指（无名指）指甲底部与尺侧缘引线的交点处即是。

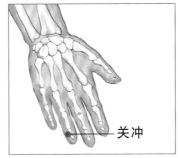
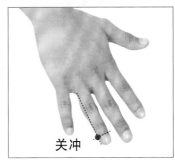

yè mén

液门 改善五官疾患

【功效妙用】主治头痛，目赤，耳鸣，耳聋，喉痹；疟疾；手臂痛。

【精确定位】在手背部，第 4、5 掌指关节之间的前缘凹陷中，左右各 1 穴。

【简易取穴诀窍】抬臂俯掌，手背部第 4、5 指指缝间掌指关节前可触及一凹陷处（按压有酸痛感）即是。

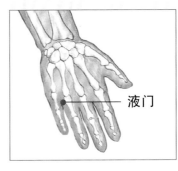
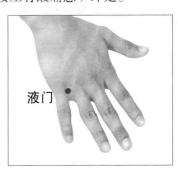

zhōng zhǔ

中渚 可有效缓解耳鸣

【功效妙用】主治头痛，目赤，耳鸣，耳聋，喉痹；热病；肩背肘臂酸痛，手指不能屈伸。

【精确定位】在手背部，当第 4、5 指间，指蹼缘后方赤白肉际处，左右各 1 穴。

【简易取穴诀窍】手背，第 4、5 掌骨小头后缘之间凹陷中，当液门后 1 寸。

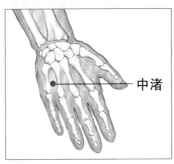
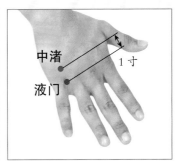

yáng chí

阳池 缓解关节疼痛

【功效妙用】主治目痛，咽喉肿痛，耳聋；腕痛，肘臂痛；消渴、疟疾等。

【精确定位】在腕背横纹中，当指伸肌腱的尺侧缘凹陷处，左右各 1 穴。

【简易取穴诀窍】俯掌，在腕背横纹凹陷中。

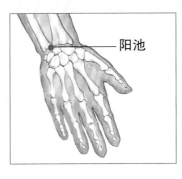
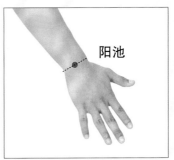

第十一章 手少阳三焦经

79

外关
wài guān

缓解手臂屈伸不利

【功效妙用】主治上肢疾患，偏头痛，目赤肿痛，耳鸣耳聋；热病、疟腮、胸胁痛等。

【精确定位】在前臂背侧，当阳池与肘尖的连线上，腕背横纹上2寸，尺骨与桡骨之间，左右各1穴。

【简易取穴诀窍】抬臂俯掌，掌腕背横纹中点直上三横指，前臂两骨头之间的凹陷处即是。

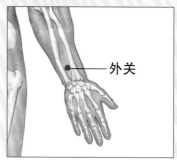
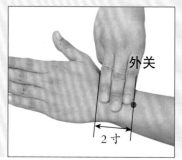

支沟
zhī gōu

治疗便秘就选它

【功效妙用】主治便秘；耳鸣，耳聋，暴喑；瘰疬，胁肋疼痛；热病。

【精确定位】在前臂背侧，当阳池与肘尖的连线上，腕背横纹上3寸，左右各1穴。

【简易取穴诀窍】阳池上四横指，尺桡骨间。

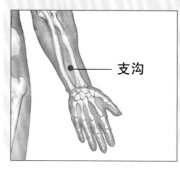
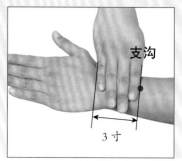

会宗
huì zōng

改善耳聋耳鸣

【功效妙用】主治耳聋耳鸣、臂痛、癫痫等。

【精确定位】在前臂背侧，当腕背横纹上3寸，支沟尺侧，尺骨的桡侧缘，左右各1穴。

【简易取穴诀窍】支沟尺侧约0.5寸，尺骨桡侧缘。

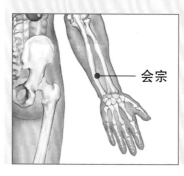
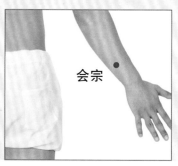

三阳络
sān yáng luò

缓解龋齿牙痛

【功效妙用】主治耳聋，暴喑，齿痛，手臂痛。

【精确定位】在前臂背侧，手背横纹上4寸，支沟上1寸，尺骨与桡骨之间，左右各1穴。

【简易取穴诀窍】先找到支沟，直上一横指，前臂两骨头之间凹陷处即是。

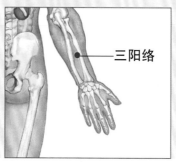
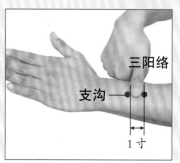

四渎 sì dú
清咽利喉，治咽喉痛

【功效妙用】主治咽喉痛、耳聋、牙痛、偏头痛、神经衰弱、眩晕、肾炎等。

【精确定位】在前臂背侧，尺骨鹰嘴下5寸，尺骨与桡骨之间，左右各1穴。

【简易取穴诀窍】先找到阳池，其与肘尖连线上，肘尖下5寸处即是。

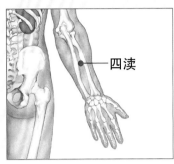
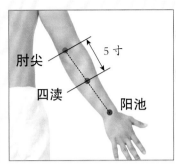

天井 tiān jǐng
安神通络，治心痛、胸痛

【功效妙用】主治耳聋；癫痫；偏头痛，胁肋痛，颈项肩臂痛。

【精确定位】在上臂外侧，尺骨鹰嘴上1寸凹陷中，左右各1穴。

【简易取穴诀窍】屈肘，肘尖直上一横指的凹陷处即是。

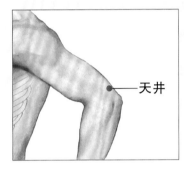
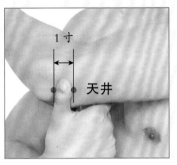

清冷渊 qīng lěng yuān
缓解前臂及肩背部酸痛

【功效妙用】主治头痛，目黄，肩臂痛不能举。

【精确定位】在上臂外侧，天井上1寸，左右各1穴。

【简易取穴诀窍】屈肘，肘尖直上三横指凹陷处即是。

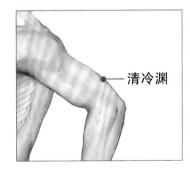
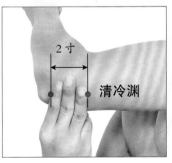

消泺 xiāo luò
有效治疗各种痛证

【功效妙用】主治头痛，齿痛，项背痛。

【精确定位】在上臂外侧，肩髎与天井连线上，清冷渊上3寸，左右各1穴。

【简易取穴诀窍】先取肩髎，其与肘尖连线上，肩髎下七横指处即是。

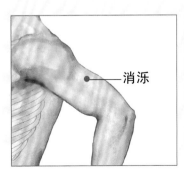
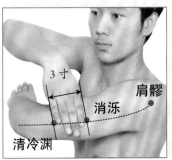

nào huì

臑会 — 配肩俞、肩贞治疗肩周炎

【功效妙用】主治瘰疬；瘿气；上肢痹痛。

【精确定位】在上臂外侧，肩髎与天井连线上，肩髎下3寸，三角肌后下缘，左右各1穴。

【简易取穴诀窍】先找到肩髎，其与肘尖连线上，肩髎下四横指处即是。

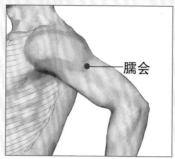
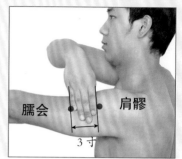

jiān liáo

肩髎 — 缓解肩痛不举

【功效妙用】主治肩臂痛，肩重不能举；中风瘫痪、风疹等。

【精确定位】在肩峰后下方，上臂外展时，肩髃后寸许凹陷中，左右各1穴。

【简易取穴诀窍】外展上臂，肩膀后下方呈现凹陷处即是。

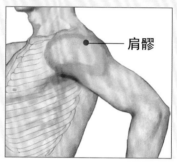
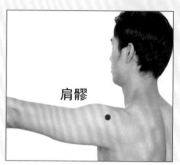

tiān liáo

天髎 — 改善颈项强急

【功效妙用】主治肩臂痛，颈项强急。

【精确定位】肩井与曲垣连线的中点，当肩胛骨上角凹陷处，左右各1穴。

【简易取穴诀窍】肩胛部，肩胛骨上角，其上方的凹陷处（按压有酸痛感）即是。

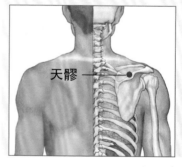
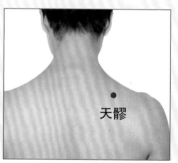

tiān yǒu

天牖 — 缓解头痛头晕

【功效妙用】主治头痛，头晕，项强，目不明，暴聋，鼻衄，喉痹；瘰疬；肩背痛。

【精确定位】在颈部，乳突后下方，胸锁乳突肌后缘，平下颌角处，左右各1穴。

【简易取穴诀窍】找到下颌角，乳突后方直下，平下颌角的凹陷处即是。

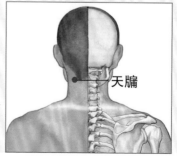
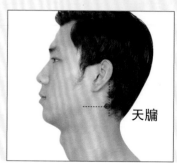

yì fēng
翳风　聪耳通窍，散内泄热

【功效妙用】主治耳、口部疾患、颊肿、疔腮、瘰疬等。

【精确定位】在耳垂后方，当乳突前下方与下颌角之间的凹陷处，左右各1穴。

chì mài
瘛脉　小儿惊风疗效佳

【功效妙用】主治耳聋耳鸣，视物不清；呕吐泄泻；小儿惊痫，惊恐，瘛疭；头痛等。

【精确定位】在头部，耳后乳突中央，当角孙至翳风之间，沿耳轮连线的中、下1/3的交点处，左右各1穴。

lú xī
颅息　缓解头痛耳鸣

【功效妙用】主治头痛、耳鸣耳痛、小儿惊痫、呕吐等。

【精确定位】在头部，角孙与翳风之间，沿耳轮连线的上、中1/3的交点处，左右各1穴。

jiǎo sūn
角孙　护眼特效穴

【功效妙用】主治头痛，项强；目赤肿痛，目翳；齿痛，颊肿。

【精确定位】在头部，当耳尖直入发际处，左右各1穴。

【简易取穴诀窍】将耳垂向后按，耳垂后陷中处即是。

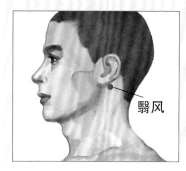
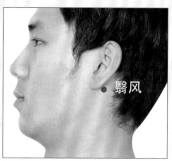

【简易取穴诀窍】沿翳风和角孙做耳轮连线，连线的上2/3与下1/3的交点处即是。

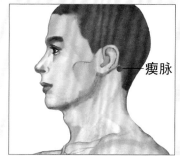
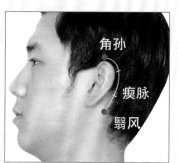

【简易取穴诀窍】沿翳风和角孙做耳轮连线，连线的上1/3与下2/3的交点处即是。

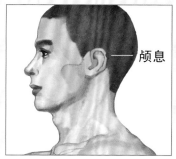
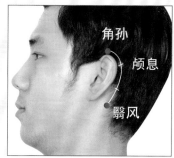

【简易取穴诀窍】在头部，将耳郭折叠向前，找到耳尖，耳尖直上入发际处即是。

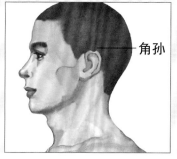
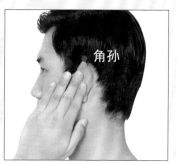

ěr mén
耳门 护耳特效穴

【功效妙用】主治耳鸣，耳聋，聤耳；齿痛，头颔痛。

【精确定位】在耳前，耳屏上切迹前，下颌骨髁状突后缘，张口凹陷处，左右各1穴。

【简易取穴诀窍】耳屏上缘的前方，张口有凹陷处即是。

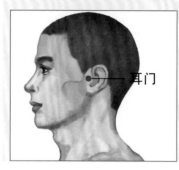
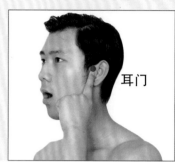

ěr hé liáo
耳和髎 治疗五官疾病

【功效妙用】主治头痛，耳鸣；牙关紧闭，口歪。

【精确定位】在头部，鬓发后际，平耳郭根前，当颞浅动脉后缘，左右各1穴。

【简易取穴诀窍】在头侧部，鬓发后缘做垂直线，耳郭根部做水平线，两者交点处即是。

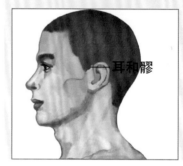
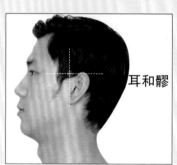

sī zhú kōng
丝竹空 头痛头晕就按它

【功效妙用】主治癫痫；头痛，眩晕，目赤肿痛，眼睑瞤动；齿痛。

【精确定位】在面部，眉梢的凹陷处，左右各1穴。

【简易取穴诀窍】在面部，眉毛外侧缘眉梢凹陷处。

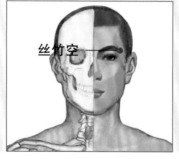
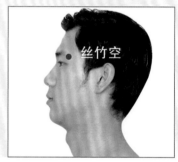

第十二章
足少阳胆经

◆ 经络循行

起于目外眦，向上到达额角部，向后行至耳后，外折向上行，经额部至眉上，复返向耳后，再沿颈部侧面行于手少阳三焦经之前，至肩上退后，交出于手少阳三焦经之后，向下进入缺盆部（部分循环路线）。

◆ 作用及主治

胆经贯穿全身上下，联系部位多，功能广泛。所以胆经是养生界的明星经脉。本经主要治疗肝胆病、头面五官病证及经脉循行部位的病证。如急慢性胆囊炎、各种慢性肝炎、胆怯易惊、面神经麻痹、耳鸣耳聋等。

◆ 保养方法

子时（23:00 ~ 1:00）胆经当令，这段时间正是中医养生中特别强调的"子觉"时间。《黄帝内经》里，"凡是十一藏取决于胆"讲的就是人体内有 11 个脏器都依赖胆经的功能支持，因此要有足够优质的睡眠以保胆经获得充足的能量。

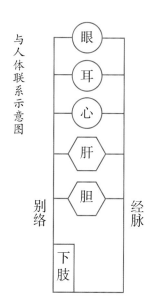

与人体联系示意图

眼
耳
心
肝
胆
下肢

别络　经脉

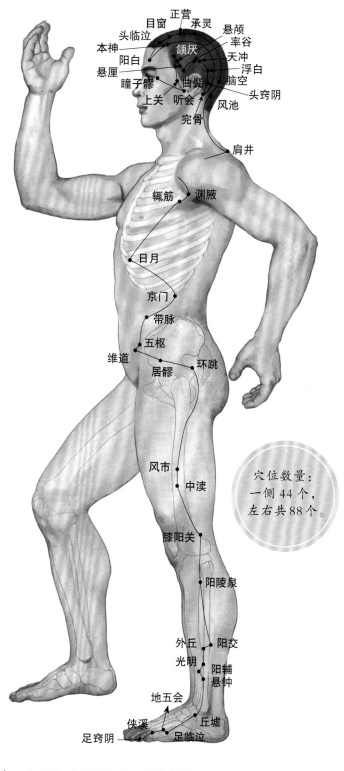

穴位数量：
一侧 44 个，
左右共 88 个。

注意：此经脉图只显示了一侧的穴位。

tóng zǐ liáo
瞳子髎　治疗常见眼部疾病

【功效妙用】主治头痛、目赤肿痛、羞明流泪、内障、目翳等目疾。

【精确定位】在面部，目外眦外侧0.5寸，眶骨外缘凹陷中，左右各1穴。

【简易取穴诀窍】侧俯位，由眼外角向外循摸，在眼眶骨外侧缘有一凹陷处，距眼外角五分处即是本穴。

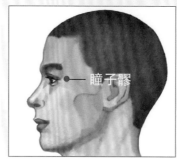
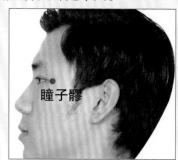

tīng huì
听会　帮助改善耳鸣耳聋

【功效妙用】主治耳鸣，耳聋，聤耳，齿痛。

【精确定位】在面部，耳屏间切迹前，下颌骨髁状突后缘，张口凹陷处，左右各1穴。

【简易取穴诀窍】先取听宫，由听宫直下，耳屏微前下凹陷处，与耳屏间切迹相平，用手掐按，该处张口时有一凹陷，闭口时则穴位关闭，该处即是本穴。

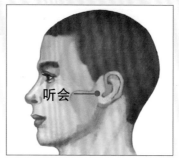
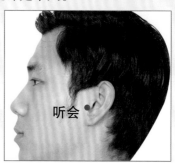

shàng guān
上关　有效治疗面部疾病

【功效妙用】主治耳鸣，耳聋，聤耳；齿痛，面痛，口眼㖞斜，口噤。

【精确定位】在面部，下关直上，颧弓上缘凹陷处，左右各1穴。

【简易取穴诀窍】颧弓上缘正中，下关直上凹陷处，约当目外眦与耳屏尖连线的中点。

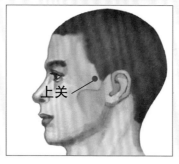
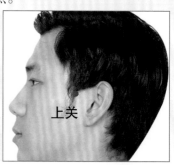

hàn yàn
颔厌　五官疾病就找它

【功效妙用】主治头痛，眩晕；惊痫，瘈疭；耳鸣，目外眦痛，齿痛。

【精确定位】在头部，头维与曲鬓弧形连线的上1/4与下3/4交界处，左右各1穴。

【简易取穴诀窍】在头维与曲鬓之间做条弧线，头维与曲鬓的中点是悬颅，悬颅与头维的中点便是颔厌。

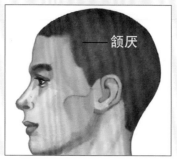
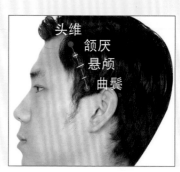

xuán lú
悬颅 集中精力不走神

【功效妙用】主治偏头痛，目赤肿痛，齿痛，神经衰弱。

【精确定位】在头部，头维与曲鬓弧形连线的中点，左右各1穴。

【简易取穴诀窍】在头维与曲鬓之间做条弧线，头维与曲鬓的中点是悬颅。

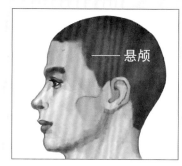
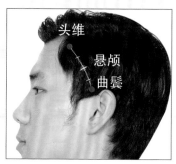

xuán lí
悬厘 偏头痛不用烦恼

【功效妙用】主治偏头痛，目赤肿痛，耳鸣。

【精确定位】在头部，头维与曲鬓弧形连线的下1/4与上3/4交界处，左右各1穴。

【简易取穴诀窍】在头维与曲鬓之间做条弧线，头维与曲鬓的中点是悬颅，悬颅与曲鬓的中点便是悬厘。

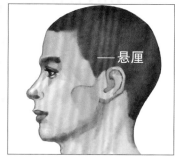
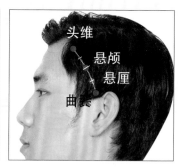

qū bìn
曲鬓 按揉可治疗牙痛颊肿

【功效妙用】主治头痛连齿，颊颔肿，口噤。

【精确定位】在头部，耳前鬓角发际后缘直上，平角孙，左右各1穴。

【简易取穴诀窍】位于人体的头部，当耳前鬓角发际后缘的垂线与耳尖水平线交点处。

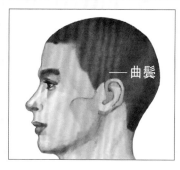
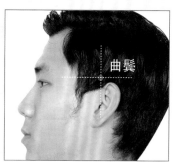

shuài gǔ
率谷 可治头痛

【功效妙用】主治头痛，眩晕，小儿急、慢惊风。

【精确定位】在头部，耳尖直上，入发际1.5寸，左右各1穴。

【简易取穴诀窍】角孙直上两横指。

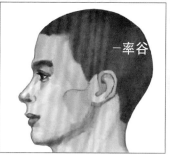
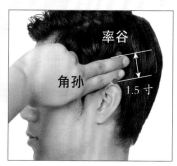

tiān chōng

天冲 治疗牙龈肿痛

【功效妙用】主治头痛，癫痫；牙龈肿痛。

【精确定位】在头部，耳根后缘直上入发际2寸，率谷后0.5寸，左右各1穴。

【简易取穴诀窍】耳根后缘上方，入发际三横指。

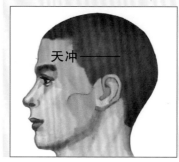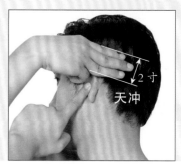

fú bái

浮白 缓解发白

【功效妙用】主治头痛，耳鸣，耳聋，齿痛；瘿气。

【精确定位】在头部，当耳后乳突的后上方，天冲与完骨的弧形连线的上1/3与下2/3的交点处，左右各1穴。

【简易取穴诀窍】耳根上缘向后入发际横量1寸。

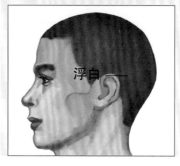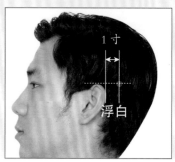

tóu qiào yīn

头窍阴 开窍聪耳，治耳鸣

【功效妙用】主治头痛，眩晕，颈项强痛；耳鸣，耳聋。

【精确定位】在头部，当耳后乳突的后上方，天冲与完骨的弧形连线的上2/3与下1/3的交点处，左右各1穴。

【简易取穴诀窍】天冲和完骨连线的下1/3处。

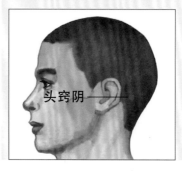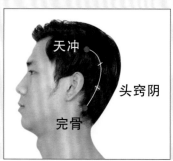

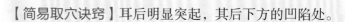

wán gǔ

完骨 对五官科疾病有疗效

【功效妙用】主治癫痫，头痛，颈项强痛；喉痹，颊肿，齿痛，口歪。

【精确定位】在耳后，乳突后下方凹陷处，左右各1穴。

【简易取穴诀窍】耳后明显突起，其后下方的凹陷处。

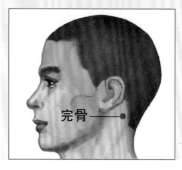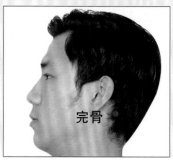

88

本神 治疗癫痫

běn shén

【功效妙用】主治癫痫，小儿惊风，中风；头痛，目眩。

【精确定位】在前发际上 0.5 寸，头正中线旁开 3 寸，左右各 1 穴。

【简易取穴诀窍】神庭旁开四横指。

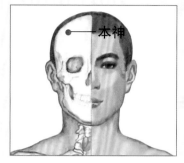
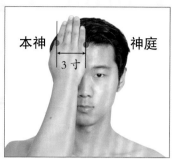

阳白 改善视物模糊

yáng bái

【功效妙用】主治头痛，目眩，目痛，视物模糊，眼睑瞤动。

【精确定位】目正视，瞳孔直上，眉上 1 寸，左右各 1 穴。

【简易取穴诀窍】正坐，平视前方，由眉毛中点直上一横指处即是本穴。

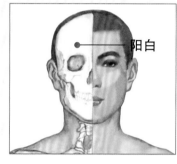
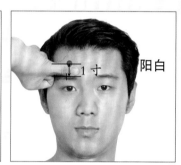

头临泣 聪耳明目，安神定志

tóu lín qì

【功效妙用】主治头痛；目痛，目眩，流泪，目翳；鼻塞，鼻渊，小儿惊痫。

【精确定位】目正视，瞳孔直上，入前发际 0.5 寸，左右各 1 穴。

【简易取穴诀窍】位于人体头部，当瞳孔直上入前发际0.5寸，神庭与头维连线的中点处。

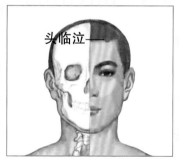
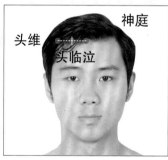

目窗 改善视力

mù chuāng

【功效妙用】主治头痛；目痛，目眩，远视，近视；小儿惊痫。

【精确定位】目正视，瞳孔与风池连线上，头临泣后 1 寸，左右各 1 穴。

【简易取穴诀窍】头临泣后一横指。

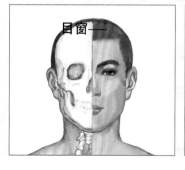
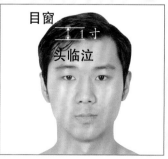

zhèng yíng
正营 专治头痛头晕

【功效妙用】主治头痛，头晕，目眩。

【精确定位】目正视，瞳孔与风池连线上，目窗后1寸，左右各1穴。

【简易取穴诀窍】目窗后1寸

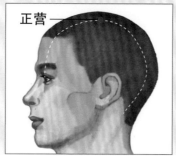 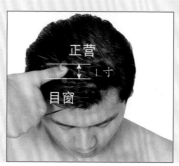

chéng líng
承灵 面部痉挛就按它

【功效妙用】主治头痛，眩晕，目痛；鼻渊，鼻衄，鼻室，多涕。

【精确定位】在头部，当前发际上4寸，头正中线旁开2.25寸，左右各1穴。

【简易取穴诀窍】正营后1.5寸。

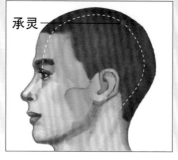 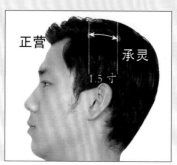

nǎo kōng
脑空 治疗后脑疼痛

【功效妙用】主治热病；头痛，颈项强痛；目眩，目赤肿痛，鼻痛，耳聋；惊悸，癫痫。

【精确定位】在头部，当枕外隆凸的上缘外侧，头正中线旁开2.25寸，平脑户，左右各1穴。

【简易取穴诀窍】风池直上1.5寸，与督脉脑户相平处。

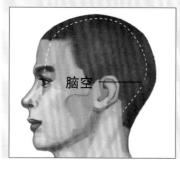 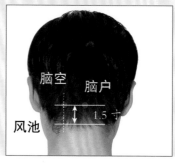

fēng chí
风池 疏风散寒治感冒

【功效妙用】主治头痛，眩晕，感冒，鼻塞，鼽衄，目赤肿痛，羞明流泪，颈项强痛。

【精确定位】在项部，当枕骨之下，与风府相平，胸锁乳突肌与斜方肌上端之间的凹陷处，左右各1穴。

【简易取穴诀窍】以拇、示两指从枕骨粗隆两侧向下推按，当至枕骨下缘凹陷处与乳突之间，用力按有酸胀麻感处即是本穴。

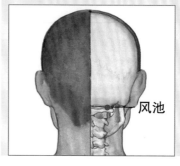 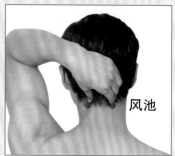

肩井 jiān jǐng
治疗肩膀酸痛

【功效妙用】主治颈项强痛，肩背疼痛，上肢不遂，乳痈，乳汁不下，瘰疬。

【精确定位】在肩上，大椎与肩峰连线的中点，左右各1穴。

【简易取穴诀窍】医者以掌后第一横纹按压在患者的肩胛冈下缘，拇指按在大椎上，其余四指并拢按压肩上，示指（食指）靠近颈部，当中指弯曲时，中指尖所指处即是本穴。

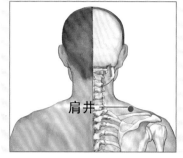
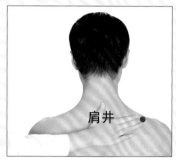

渊腋 yuān yè
腋下多汗不用愁

【功效妙用】主治胸满，胁痛；上肢痹痛，腋下肿，腋下多汗。

【精确定位】举臂，腋中线上，第4肋间隙，左右各1穴。

【简易取穴诀窍】举臂，当腋中线上，腋下3寸。

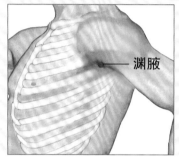
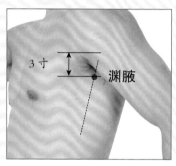

3寸

辄筋 zhé jīn
平喘理气穴位

【功效妙用】主治胸满，气喘；胁痛，呕吐，吞酸；腋肿，肩背痛。

【精确定位】在胸外侧，渊腋前1寸，第4肋间隙，左右各1穴。

【简易取穴诀窍】渊腋前一横指。

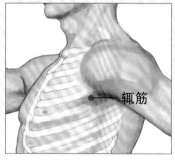
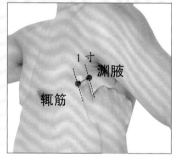

1寸

日月 rì yuè
疏肝利胆治胆疾

【功效妙用】主治黄疸，呕吐，吞酸，呃逆，胁痛。

【精确定位】在胸部，乳头直下，第7肋间隙，左右各1穴。

【简易取穴诀窍】仰卧位，由乳头垂直向下推3个肋间隙，按压有酸胀感处，即当第7、8肋软骨之间处。

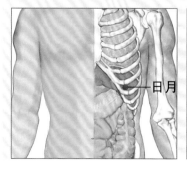
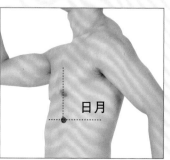

京门
jīng mén 补肾要穴

【功效妙用】主治小便不利，水肿，腹胀，肠鸣，腹泻，腰痛，胁痛。

【精确定位】在上腹部，第12肋游离端下际处，左右各1穴。

【简易取穴诀窍】侧卧位，第1腰椎棘突下所在水平线与腋中线之交点，这一交点与第1腰椎棘突下点之间连线之外1/3与内2/3（内指接近正中线处，外指两侧远离前后正中线处）的交点即是本穴。

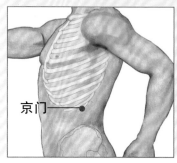
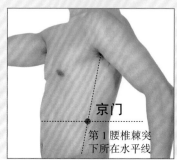

带脉
dài mài 调经通滞效果佳

【功效妙用】主治月经不调，闭经，赤白带下，疝气，腰痛，胁痛。

【精确定位】在侧腹部，第11肋骨游离端直下平脐处，左右各1穴。

【简易取穴诀窍】腋中线上，与通过脐中的水平线相交叉，交叉点即是本穴。

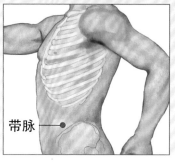
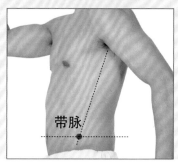

五枢
wǔ shū 妇科疾病的克星

【功效妙用】主治阴挺，赤白带下，月经不调；疝气；少腹痛，腰胯痛。

【精确定位】在下腹部，髂前上棘前方，约平脐下3寸处，左右各1穴。

【简易取穴诀窍】从脐向下四横指做水平线，与髂前上棘相交处即是。

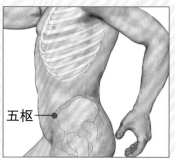
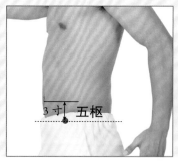

维道
wéi dào 帮助治疗妇科疾病

【功效妙用】主治阴挺，赤白带下，月经不调；疝气；少腹痛，腰胯痛。

【精确定位】在下腹部，髂前上棘前下方凹陷处，当五枢前下0.5寸，左右各1穴。

【简易取穴诀窍】五枢前下方0.5寸。

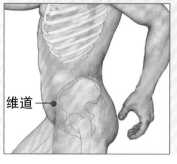
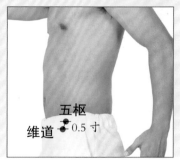

jū liáo
居髎　改善腰腿疾病

【功效妙用】主治腰腿痹痛，瘫痪；疝气，少腹痛。

【精确定位】在髋部，当髂前上棘与股骨大转子高点连线的中点处，左右各1穴。

【简易取穴诀窍】髂前上棘是侧腹隆起的骨性标志，股骨大转子是髋部最隆起处，两者连线中点即是。

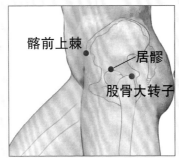

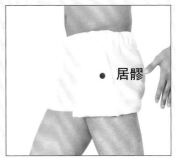

huán tiào
环跳　强健腰膝效果好

【功效妙用】主治腰胯疼痛，下肢痿痹，半身不遂，遍身风疹。

【精确定位】在臀部，当股骨大转子高点与骶管裂孔连线的外1/3与内2/3交界处，左右各1穴。

【简易取穴诀窍】以拇指关节横纹，按在大转子头上，拇指指向脊柱，当拇指尖所指处即是本穴。

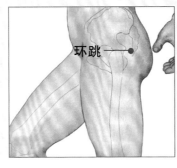

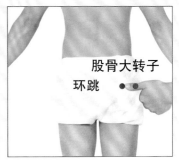

fēng shì
风市　治疗风邪要穴

【功效妙用】主治下肢痿痹、麻木，半身不遂，遍身瘙痒。

【精确定位】在大腿外侧正中，腘横纹上7寸，左右各1穴。

【简易取穴诀窍】直立，两肩水平，两手下垂，大腿外侧正中线上，当中指尖端所到之处即是本穴。

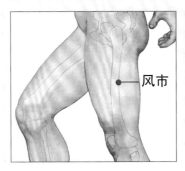

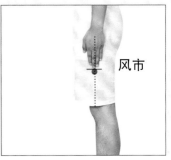

zhōng dú
中渎　配阴市治下肢外侧凉麻疼痛

【功效妙用】主治下肢痿痹、麻木，半身不遂。

【精确定位】在大腿外侧正中，腘横纹上5寸，左右各1穴。

【简易取穴诀窍】风市下三横指（2寸）。

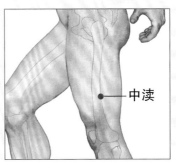

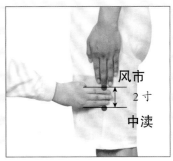

第十二章　足少阳胆经

93

膝阳关
xī yáng guān

有效缓解膝盖疼痛

【功效妙用】主治膝腘肿痛、挛急，小腿麻木。

【精确定位】在膝部，阳陵泉上3寸，股骨外上髁外上方凹陷中，左右各1穴。

【简易取穴诀窍】直立位，由腓骨小头下缘向上量四横指，当在股骨后大筋（股二头肌腱）前处即是本穴。

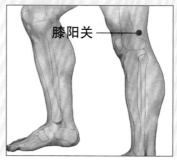
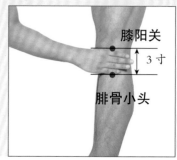

阳陵泉
yáng líng quán

快速止痉挛

【功效妙用】主治黄疸，胁痛，口苦，呕吐，吞酸，膝肿痛，下肢痿痹、麻木，小儿惊风。

【精确定位】在小腿外侧，腓骨小头前下方凹陷中，左右各1穴。

【简易取穴诀窍】坐位，屈膝成90°，膝关节外下方，腓骨小头前缘与下缘交叉处有一凹陷，即是本穴。

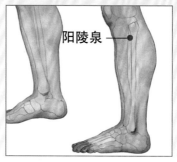
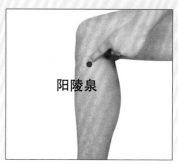

阳交
yáng jiāo

改善癫痫

【功效妙用】主治惊狂，癫痫，瘈疭；胸胁满痛；下肢痿痹。

【精确定位】在小腿外侧，外踝高点上7寸，腓骨后缘，左右各1穴。

【简易取穴诀窍】腘横纹与外踝尖连线的中点下一横指，腓骨后缘。

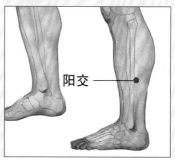
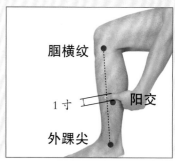

外丘
wài qiū

通络止痛

【功效妙用】主治头项痛、胸胁痛、腿痛、下肢麻痹、坐骨神经痛等。

【精确定位】在小腿外侧，外踝高点上7寸，腓骨前缘，左右各1穴。

【简易取穴诀窍】腘横纹与外踝尖连线的中点下一横指，腓骨前缘。

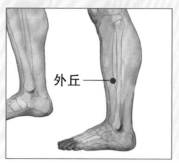
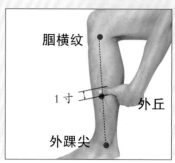

guāng míng
光明 <u>舒睛明目治眼病</u>

【功效妙用】主治目痛，夜盲，胸乳胀痛，下肢痿痹。

【精确定位】在小腿外侧，外踝高点上5寸，腓骨前缘，左右各1穴。

【简易取穴诀窍】先找到外丘，沿腓骨前缘向下三横指处即是。

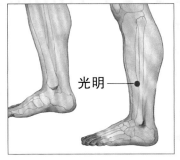
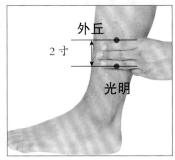

yáng fǔ
阳辅 <u>熬夜头晕就揉它</u>

【功效妙用】主治偏头痛，目外眦痛，咽喉肿痛，腋下肿痛，胸胁满痛；瘰疬；下肢痿痹。

【精确定位】在小腿外侧，外踝高点上4寸，腓骨前缘稍前处，左右各1穴。

【简易取穴诀窍】先找到光明，沿腓骨前缘向下一横指处即是。

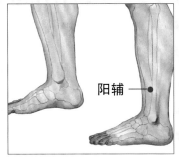
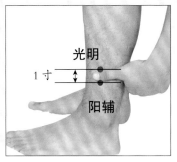

xuán zhōng
悬钟 <u>治疗落枕效果好</u>

【功效妙用】又名绝骨，主治痴呆，中风，半身不遂，颈项强痛，胸胁满痛，下肢痿痹。

【精确定位】在小腿外侧，外踝高点上3寸，腓骨前缘，左右各1穴。

【简易取穴诀窍】由外踝尖直上量四横指，当腓骨前缘处即是本穴。

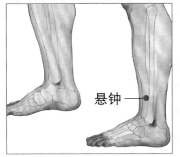
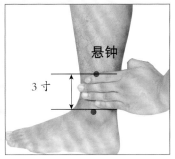

qiū xū
丘墟 <u>使头脑清晰</u>

【功效妙用】主治目赤肿痛，目生翳膜；颈项痛，腋下肿，胸胁痛，外踝肿痛；下肢痿痹；中风偏瘫。

【精确定位】在外踝前下方，趾长伸肌腱的外侧凹陷中，左右各1穴。

【简易取穴诀窍】脚掌用力背伸，足背可见明显趾长伸肌腱，其外侧、足外踝前下方凹陷处即是。

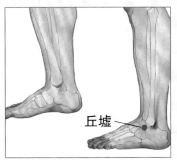
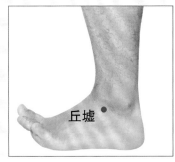

足临泣
zú lín qì

回乳效果好

【功效妙用】主治偏头痛，目赤肿痛，胁肋疼痛，足跗疼痛；月经不调，乳痈；瘰疬。

【精确定位】在足背外侧，第4、5跖骨底结合部的前方，小趾伸肌腱外侧凹陷处，左右各1穴。

【简易取穴诀窍】坐位，小趾向上翘起，小趾伸肌腱外侧凹陷中，按压有酸胀感。

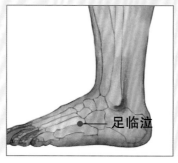
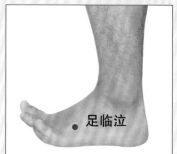

地五会
dì wǔ huì

利胸胁消乳肿

【功效妙用】主治头痛，目赤肿痛，耳鸣，耳聋；乳痈；腋肿，胁痛，足跗肿痛。

【精确定位】在足背外侧，第4、5跖骨间，跖趾关节后方，小趾伸肌腱内侧缘凹陷处，左右各1穴。

【简易取穴诀窍】当足临泣下五分，小趾伸肌腱的内侧缘处。

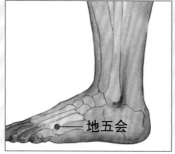
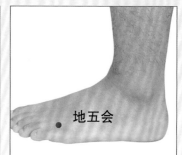

侠溪
xiá xī

改善头痛眩晕

【功效妙用】主治惊悸，头痛，眩晕，耳鸣，耳聋，颊肿，目外眦赤痛，胁肋疼痛，膝股痛，足跗肿痛，乳痈。

【精确定位】在足背，第4、5趾间，趾蹼缘后方赤白肉际处，左右各1穴。

【简易取穴诀窍】在足背第4、5趾间连接处的缝纹头处即是。

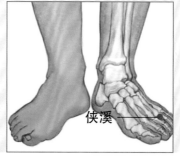
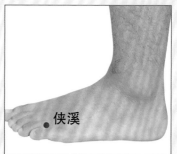

足窍阴
zú qiào yīn

点刺可治头痛牙痛

【功效妙用】主治头痛，目赤肿痛，耳鸣，耳聋，咽喉肿痛；胸胁痛，足跗肿痛。

【精确定位】在足部，第4趾外侧，趾甲根角旁0.1寸，左右各1穴。

【简易取穴诀窍】在第4趾外侧，由第4趾趾甲外侧缘（掌背交界处）与下缘各作一垂线，两垂线的交点处，按压有酸胀感。

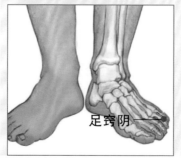
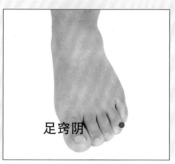

第十三章
足厥阴肝经

◆经络循行

起于足大趾外侧，经足背、内踝前上行于大腿内侧，联系阴部，入体腔联系于胃、肝、胆、横膈、胁肋，经咽喉上联目系，上行出于额部，与督脉交会于巅顶部。目系支脉下经颊里，环绕唇内。肝部支脉上横膈，注于肺中。

◆作用及主治

肝经属肝，络胆。肝藏血，具有贮藏血液和调节血量的功能。本经主要治疗肝胆病、神经系统疾病、生殖系统疾病及经脉循行部位的病证。如胸胁痛、遗尿、小便不利、遗精、月经不调、下肢痹痛等。

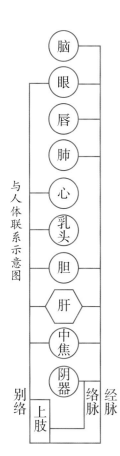

与人体联系示意图

◆保养方法

丑时（1:00～3:00）是足厥阴肝经气血最旺的时刻，进入熟睡状态，可以让肝脏得到最充足的能量，完成新陈代谢，是养肝的重要方法。

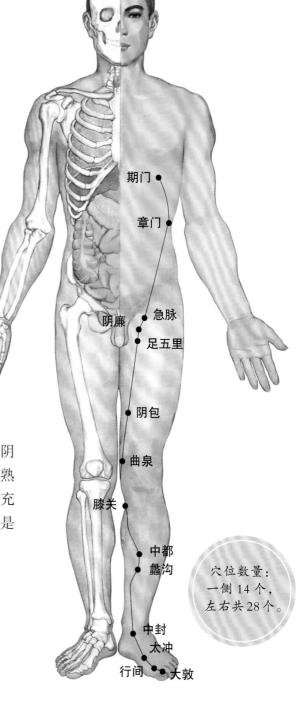

期门
章门
阴廉　急脉
　　足五里
阴包
曲泉
膝关
中都
蠡沟
中封
太冲
行间　大敦

穴位数量：
一侧 14 个，
左右共 28 个。

注意：此经脉图只显示了一侧的穴位。

97

dà dūn
大敦 快速止血，改善崩漏

【功效妙用】主治疝气，少腹痛，遗尿，癃闭，五淋，尿血，月经不调，崩漏，善寐。

【精确定位】在足大趾外侧，趾甲根角旁约0.1寸，左右各1穴。

【简易取穴诀窍】足大趾趾甲外侧缘与下缘各做一垂线，两垂线的交点处即是。

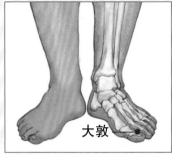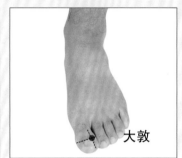

xíng jiā
行间 配睛明治青光眼

【功效妙用】主治头痛，目眩，目赤肿痛，月经不调，痛经，闭经，崩漏，带下，疝气，下肢内侧痛，足跗肿痛。

【精确定位】在足背，当第1、2趾间的趾蹼缘上方纹头处，左右各1穴。

【简易取穴诀窍】在足背，第1、2趾间连接处的缝纹头处即是。

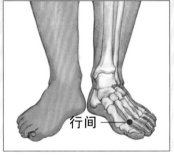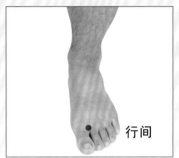

tài chōng
太冲 防治高血压病

【功效妙用】主治中风，高血压病，癫狂痫，小儿惊风，月经不调，痛经，胁痛，腹胀。

【精确定位】在足背，第1、2跖骨结合部之前方凹陷中，左右各1穴。

【简易取穴诀窍】在足背，沿第1、2趾间横纹向足背上推，感觉有一凹陷处即是。

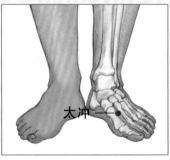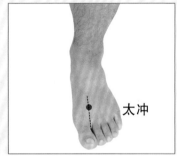

zhōng fēng
中封 保养精血的要穴

【功效妙用】主治疝气，遗精，小便不利，腰痛，少腹痛，内踝肿痛。

【精确定位】在足内踝前1寸，胫骨前肌腱内缘凹陷中，左右各1穴。

【简易取穴诀窍】足跟用力蹬，足背内侧上可见一大筋，其内侧位于足关节内侧（内踝）前下方处之凹陷即是本穴。

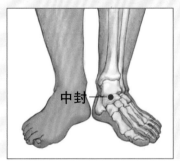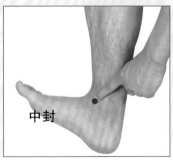

蠡沟 lí gōu
疏肝理气，调经止带

【功效妙用】主治月经不调，赤白带下，阴挺，阴痒，小便不利，疝气，睾丸肿痛。

【精确定位】在小腿内侧，内踝尖上5寸，胫骨内侧面的中央，左右各1穴。

【简易取穴诀窍】取腘横纹至内踝尖之中点，再向下四横指，当胫骨内侧面正中即是本穴。

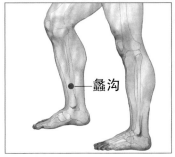
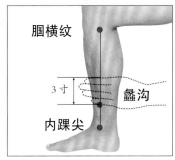

中都 zhōng dū
疏肝理气，调经止血

【功效妙用】主治疝气，小腹痛；崩漏，恶露不尽。

【精确定位】在小腿内侧，足内踝尖上7寸，胫骨内侧面的中央，左右各1穴。

【简易取穴诀窍】先找到蠡沟，蠡沟上2寸，胫骨内侧面的中央。

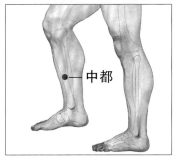
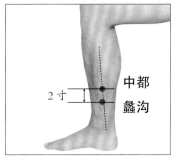

膝关 xī guān
改善膝关节疼痛

【功效妙用】主治膝髌肿痛，下肢痿痹。

【精确定位】在小腿内侧，胫骨内上髁后下方，阴陵泉后1寸，腓肠肌内侧头的上部，左右各1穴。

【简易取穴诀窍】阴陵泉后一横指（拇指）。

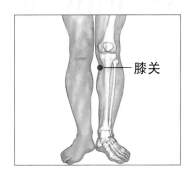
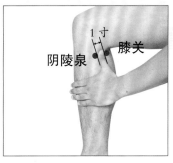

曲泉 qū quán
护膝要穴

【功效妙用】主治月经不调，痛经，带下，阴挺，阴痒，疝气，小便不利，膝髌肿痛，下肢痿痹。

【精确定位】在膝内侧横纹头上方，半腱肌、半膜肌止端前缘凹陷中，左右各1穴。

【简易取穴诀窍】屈膝端坐，当膝内侧高骨（股骨内侧髁）后缘，位于两筋前方，腘横纹头上方处即是本穴。

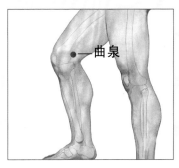
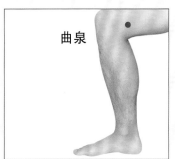

yīn bāo
阴包 — 生殖泌尿它统管

【功效妙用】主治月经不调，小便不利，遗尿；腰骶痛，小腹痛。

【精确定位】在股骨内上髁上 4 寸，缝匠肌后缘，左右各 1 穴。

【简易取穴诀窍】股骨内上髁上四横指加一横指，缝匠肌后缘。

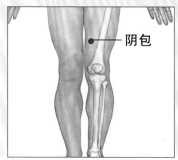
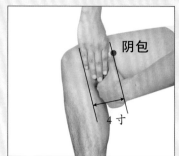

zú wǔ lǐ
足五里 — 通利小便效果好

【功效妙用】主治少腹痛，小便不通，阴挺，睾丸肿痛；瘰疬。

【精确定位】在大腿内侧，当气冲直下 3 寸，大腿根部，耻骨结节的下方，长收肌的外缘，左右各 1 穴。

【简易取穴诀窍】曲骨旁开三横指，直下四横指。

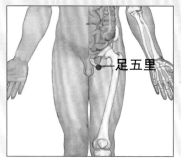
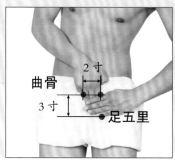

yīn lián
阴廉 — 改善黄白带多

【功效妙用】主治月经不调，带下，少腹痛。

【精确定位】在大腿内侧，当气冲直下 2 寸，大腿根部，耻骨结节的下方，长收肌的外缘，左右各 1 穴。

【简易取穴诀窍】曲骨旁开三横指，直下三横指。

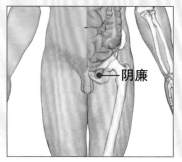
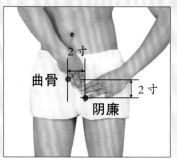

jí mài
急脉 — 急性腹痛就找它

【功效妙用】主治少腹痛，疝气，阴挺。

【精确定位】在腹股沟，耻骨联合下缘中点旁开 2.5 寸，当气冲外下方腹股沟处，左右各 1 穴。

【简易取穴诀窍】先找到耻骨联合下缘，旁开 2.5 寸处取穴。

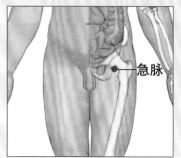
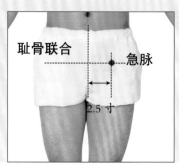

zhāng mén
章门 强化肝脏功能

【功效妙用】主治腹痛，腹胀，肠鸣，腹泻，呕吐，胁痛，黄疸，痞块，小儿疳积。

【精确定位】在侧腹部，第11肋游离端下际，左右各1穴。

【简易取穴诀窍】由脐上三横指，乳房旁外三横指各做一水平线及垂直线之交点即是本穴。

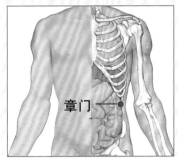
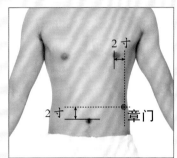

qī mén
期门 缓解两胁疼痛

【功效妙用】主治胸胁胀痛，乳痛，呕吐，吞酸，呃逆，腹胀，腹泻。

【精确定位】在胸部，第6肋间隙，前正中线旁开4寸，左右各1穴。

【简易取穴诀窍】乳头直下，往下数两根筋骨处即是本穴（即第6、7两肋间隙）。

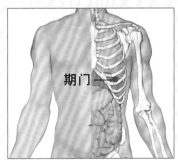
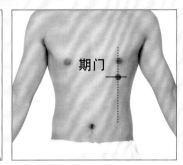

第十三章 足厥阴肝经

第十四章
任脉

◆经络循行

任脉起于小腹内，下出会阴部，向前上行
于阴毛部，在腹内沿前正中线上行，经关
元等穴至咽喉部，再上行环绕口唇，经过
面部，进入目眶下，联系于目。

◆作用及主治

任脉循行路线和人体的生殖系统相对应，
与女子经、带、胎、产等关系密切，是女
性健康的保护神。本经主要治疗上腹部消
化系统、胸部呼吸系统疾病，及下腹部生
殖泌尿系统疾病。如咳嗽、呕吐、呃逆、
月经不调、痛经、遗精、早泄、小便不利等。

◆保养方法

任脉上有几个重要的穴位，如膻中、中脘、
神阙、关元，重点对它们进行按摩、艾灸
刺激，可以对任脉达到保养作用。

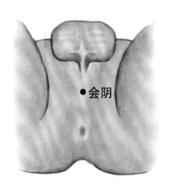

会阴

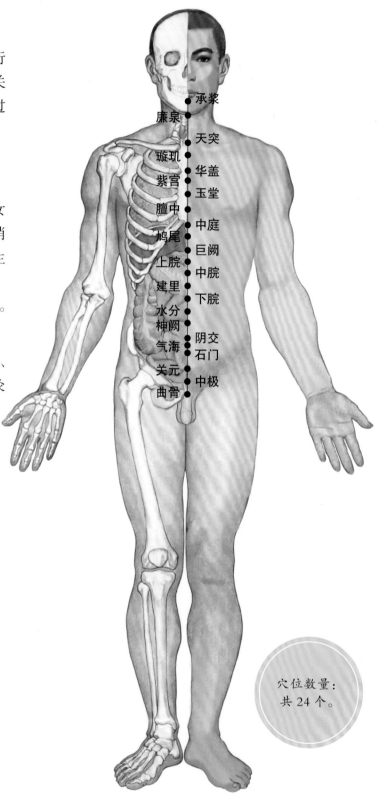

承浆
廉泉
天突
璇玑
华盖
紫宫
玉堂
膻中
中庭
鸠尾
巨阙
上脘
中脘
建里
下脘
水分
神阙
阴交
气海
石门
关元
中极
曲骨

穴位数量：
共 24 个。

102

会阴

huì yīn

专治男女性功能疾病

【功效妙用】主治溺水窒息，昏迷，癫狂痫；小便不利，遗尿，阴痛，阴痒，脱肛，阴挺，痔；遗精，月经不调。

【精确定位】男性在阴囊根部与肛门连线的中点处；女性在大阴唇后联合与肛门连线的中点处。

【简易取穴诀窍】在会阴部，取两阴连线的中点即是。

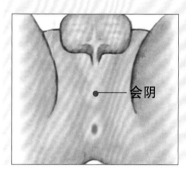 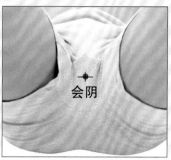

曲骨

qū gǔ

治疗前列腺疾病效果好

【功效妙用】主治少腹胀满，小便淋漓，遗尿，阳痿，阴囊湿痒；月经不调，痛经，赤白带下。

【精确定位】在下腹部，前正中线上，脐下5寸，当耻骨联合上缘中点处。

【简易取穴诀窍】脐下5寸，耻骨联合上缘中点处。

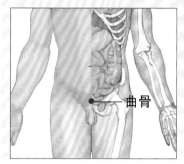 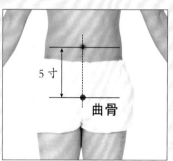

中极

zhōng jí

体寒的女性可经常按揉

【功效妙用】主治遗尿，小便不利，癃闭，遗精，阳痿，不育，不孕，产后恶露不止，带下。

【精确定位】在下腹部，前正中线上，脐下4寸。

【简易取穴诀窍】仰卧，前正中线延长至下腹部之耻骨联合处，由耻骨联合上一横指处即是本穴。

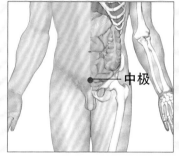 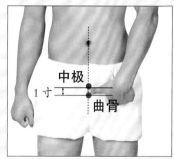

关元

guān yuán

第一性保健大穴

【功效妙用】主治中风脱证，虚劳冷惫，少腹疼痛，腹泻，痢疾，脱肛，疝气，遗精，早泄，月经不调，恶露不尽，胞衣不下。

【精确定位】在下腹部，前正中线上，脐下3寸。

【简易取穴诀窍】脐中直下四横指处即是本穴。

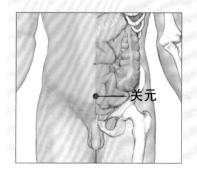 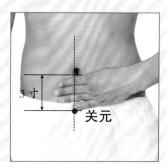

shí mén
石门 热敷可治疗水肿

【功效妙用】主治腹胀，腹泻，痢疾，绕脐疼痛；奔豚，疝气，水肿，小便不利；遗精，阳痿；经闭，带下，崩漏，产后恶露不止。

【精确定位】在下腹部，前正中线上，脐下2寸。

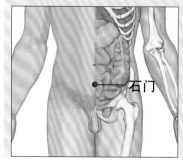
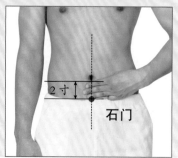

【简易取穴诀窍】前正中线上，脐下三横指。

qì hǎi
气海 补虚要穴

【功效妙用】主治虚脱，形体羸瘦，乏力，便秘，小便不利，遗尿，水肿，气喘。

【精确定位】在下腹部，前正中线上，脐下1.5寸。

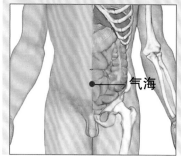
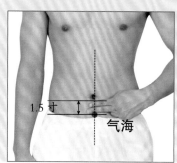

【简易取穴诀窍】脐直下两横指（约1.5寸）处即是本穴。

yīn jiāo
阴交 改善月经不调

【功效妙用】主治腹痛，水肿，疝气，小便不利；月经不调，崩漏，带下。

【精确定位】在下腹部，前正中线上，脐下1寸。

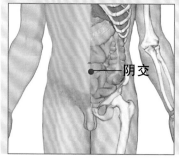
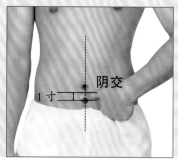
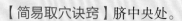

【简易取穴诀窍】前正中线上，脐下一横指。

shén què
神阙 对腹部疾病有疗效

【功效妙用】主治阳气暴脱，形寒神惫，腹痛，腹胀，腹泻，痢疾，便秘，小便不利。

【精确定位】在腹部，脐窝中央。

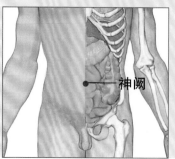
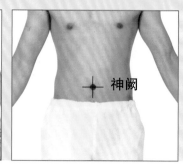

【简易取穴诀窍】脐中央处。

水分 shuǐ fēn
水肿常按它

【功效妙用】主治水肿，小便不利，腹痛，腹泻，反胃吐食。

【精确定位】在上腹部，前正中线上，脐上1寸。

【简易取穴诀窍】脐直上一横指（约1寸）处即是本穴。

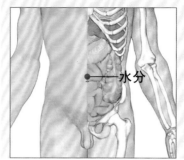
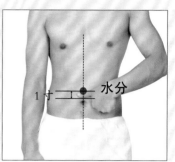

下脘 xià wǎn
促进消化

【功效妙用】主治腹痛，腹胀，腹泻，呕吐，食谷不化，小儿疳积，痞块。

【精确定位】在上腹部，前正中线上，脐上2寸。

【简易取穴诀窍】脐中央直上三横指约2寸处即是本穴。

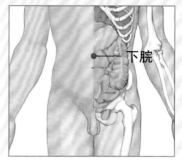
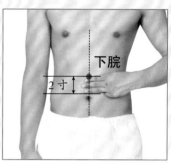

建里 jiàn lǐ
和胃健脾

【功效妙用】主治胃痛，呕吐，食欲不振；腹胀，腹痛；水肿。

【精确定位】在上腹部，前正中线上，脐上3寸。

【简易取穴诀窍】脐上四横指处即是本穴。

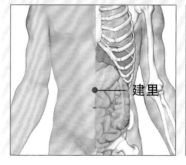
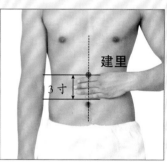

中脘 zhōng wǎn
止胃痛腹胀

【功效妙用】主治胃痛，腹胀，纳呆，呕吐，吞酸，呃逆，小儿疳积，黄疸，失眠，惊悸，哮喘。

【精确定位】在上腹部，前正中线上，脐上4寸。

【简易取穴诀窍】胸骨下端和脐连接线中点（脐上4寸）即是本穴。

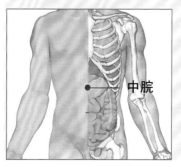
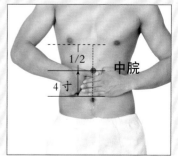

shàng wǎn
上脘 —— 和胃降逆，增加胃动力

【功效妙用】主治胃痛，呕吐，呃逆，腹胀。

【精确定位】在上腹部，前正中线上，脐上5寸。

【简易取穴诀窍】由胸骨体下缘往下四横指（胸骨体下缘3寸）处即是本穴。

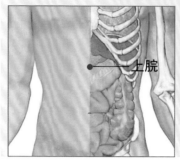
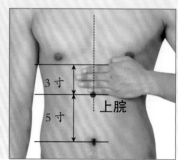

jù què
巨阙 —— 治疗胃下垂

【功效妙用】主治癫狂痫，胸痛，心悸，呕吐，吞酸。

【精确定位】在上腹部，前正中线上，脐上6寸；或胸剑结合下2寸。

【简易取穴诀窍】由胸骨体下缘往下三横指（约2寸）即是本穴。

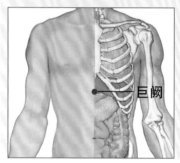
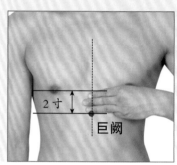

jiū wěi
鸠尾 —— 消除疲劳，缓解焦躁

【功效妙用】主治癫狂痫，胸满，咳喘，皮肤痛或瘙痒。

【精确定位】在上腹部，前正中线上，脐上7寸；或剑突下，胸剑结合下1寸。

【简易取穴诀窍】由胸骨体下缘往下一横指（拇指）处即是本穴。

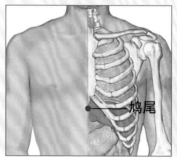
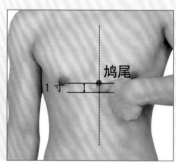
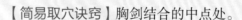

zhōng tíng
中庭 —— 恶心呕吐就找它

【功效妙用】主治胸腹胀满，噎嗝，呕吐；心痛，梅核气。

【精确定位】在胸部，当前正中线上，平第5肋间，即胸剑结合部。

【简易取穴诀窍】胸剑结合的中点处。

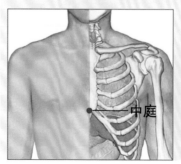
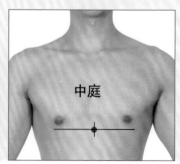

dàn zhōng
膻中　缓解乳汁不足

【功效妙用】主治咳嗽，气喘，胸闷，心痛，噎嗝，呃逆，产后乳少，乳痈。

【精确定位】在胸部，前正中线上，平第4肋间隙。

【简易取穴诀窍】两乳头连线与前正中线的交点处。

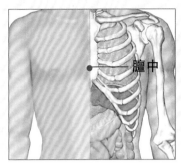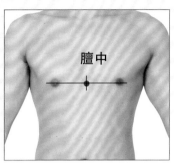

yù táng
玉堂　改善胸闷

【功效妙用】主治咳嗽，气喘，胸闷，胸痛，乳房胀痛；喉痹，咽肿。

【精确定位】在胸部，前正中线上，平第3肋间隙。

【简易取穴诀窍】由锁骨往下数第3肋间，平第3肋间，当前正中线上即是。

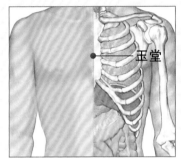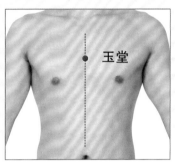

zǐ gōng
紫宫　让呼吸更顺畅

【功效妙用】主治咳嗽，气喘，胸痛。

【精确定位】在胸部，前正中线上，平第2肋间隙。

【简易取穴诀窍】由锁骨往下数第2肋间，平第2肋间，当前正中线上即是。

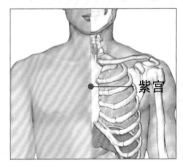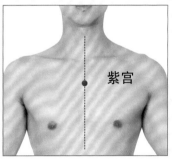

huá gài
华盖　止咳平喘

【功效妙用】主治咳嗽，气喘，胸痛，喉痹。

【精确定位】在胸部，前正中线上，胸骨角的中点处，平第1肋间隙。

【简易取穴诀窍】当前正中线上，平第1肋间隙处。

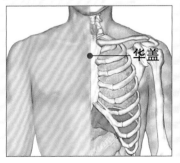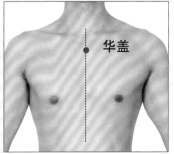

璇玑 *xuán jī* 定喘顺气

【功效妙用】主治咳嗽，气喘，胸痛，咽喉肿痛。

【精确定位】在胸部，前正中线上，胸骨柄的中央处。

天突 *tiān tū* 治疗哮喘效果好

【功效妙用】主治咳嗽，哮喘，胸痛，咽喉肿痛，暴喑，瘿气，梅核气，噎膈。

【精确定位】在颈部，当前正中线上，胸骨上窝中央。

廉泉 *lián quán* 吞咽困难、言语不清就找它

【功效妙用】主治舌强不语，暴喑，喉痹，吞咽困难，舌纵流涎，舌下肿痛，口舌生疮。

【精确定位】在颈部，当前正中线上，结喉上方，舌骨上缘凹陷处。

承浆 *chéng jiāng* 治疗口腔疾病

【功效妙用】主治口歪，齿龈肿痛，流涎。

【精确定位】在面部，颏唇沟的正中凹陷处。

【简易取穴诀窍】从天突沿前正中线向下1寸处即是。

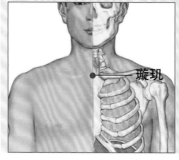
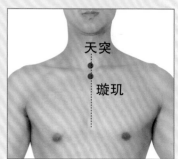

【简易取穴诀窍】由喉结直下可摸到一凹窝，中央处即是。

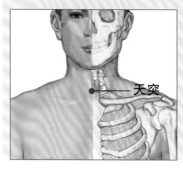
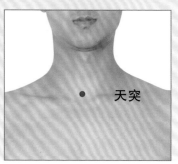

【简易取穴诀窍】医者把拇指指关节横纹放在患者下颌骨中点，拇指尖正指向喉结部，当拇指尖到达之处即是本穴。

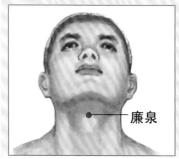
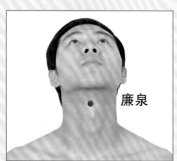

【简易取穴诀窍】颏唇沟正中，按压有凹陷处即是。

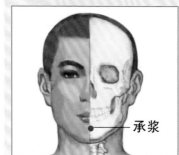
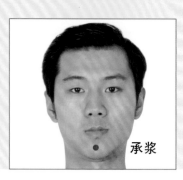

第十五章
督脉

◆ 经络循行

起于小腹内，下出于会阴部，向后、向上行于脊柱的内部，上达项后风府，进入脑内，上行巅顶，沿前额下行鼻柱，止于上唇内龈交。

◆ 作用及主治

督脉总管一身阳气，主生殖功能，特别是男性生殖功能。本经主要治疗神经系统疾病、泌尿生殖系统疾病、热性病证以及经脉循行部位的病证。如中风、健忘、头痛、发热、虚寒、精冷不育、脊柱强痛、颈椎痛等。

◆ 保养方法

保养督脉的方法很简单，每天抽出一点时间从腰部往上直推脊柱，搓热，长期坚持能强壮身体。

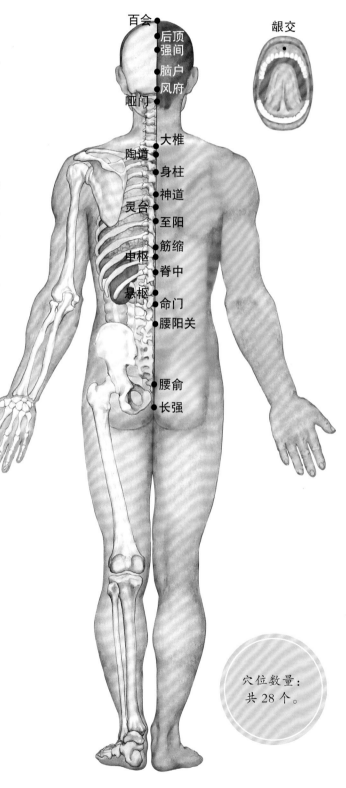

百会 后顶 强间 脑户 风府 哑门 大椎 陶道 身柱 神道 灵台 至阳 筋缩 脊中 中枢 悬枢 命门 腰阳关 腰俞 长强

龈交

穴位数量：共 28 个。

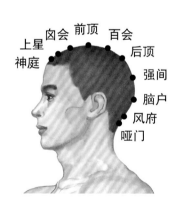

囟会 前顶 百会 上星 神庭 后顶 强间 脑户 风府 哑门

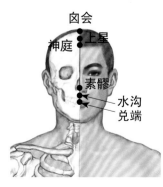

囟会 上星 神庭 素髎 水沟 兑端

cháng qiáng
长强 便秘、痔特效穴

【功效妙用】主治腹泻，痢疾，便血，便秘，痔，脱肛，癫狂痫。

【精确定位】在尾骨尖端下，当尾骨尖端与肛门连线的中点处。

【简易取穴诀窍】于尾骨尖与肛门连线之中点取穴。

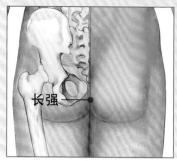
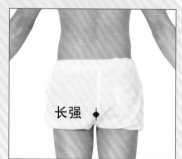

yāo shù
腰俞 经常按揉可缓解腰部酸痛

【功效妙用】主治腹泻，痢疾，便血，便秘，痔，脱肛；月经不调，经闭；腰脊强痛，下肢痿痹。

【精确定位】在骶部，正对骶管裂孔处，后正中线上。

【简易取穴诀窍】臀沟分开处便是。

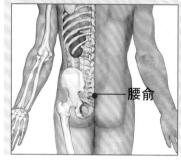
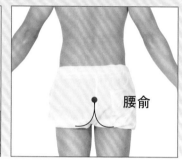

yāo yáng guān
腰阳关 遗精、阳痿不复返

【功效妙用】主治腰骶疼痛，下肢痿痹，月经不调，赤白带下，遗精，阳痿。

【精确定位】在腰部，后正中线上，第4腰椎棘突下凹陷中。

【简易取穴诀窍】两侧髂前上棘连线与脊柱交点处，可触及一凹陷处即是。

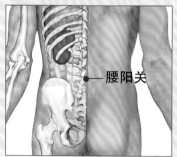
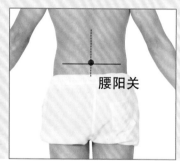

mìng mén
命门 治疗肾阳虚，滋阴补肾

【功效妙用】主治腰脊强痛，月经不调，赤白带下，痛经，经闭，不孕，遗精，阳痿，精冷不育，小便频数，小腹冷痛，腹泻。

【精确定位】在腰部，后正中线上，第2腰椎棘突下凹陷中。

【简易取穴诀窍】直立，平脐中做线环绕身体一周，该线与后正中线之交点即是本穴。

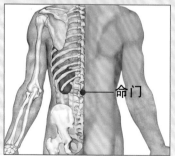
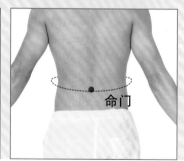

悬枢 <small>xuán shū</small> 改善腰脊强痛

【功效妙用】主治腰脊强痛；腹胀，腹痛，完谷不化，腹泻，痢疾。

【精确定位】在腰部，后正中线上，第1腰椎棘突下凹陷中。

【简易取穴诀窍】命门上一个腰椎棘突下凹陷中。

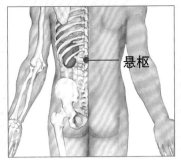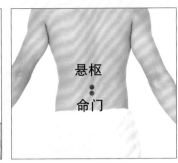

脊中 <small>jǐ zhōng</small> 增强脏腑功能

【功效妙用】主治癫痫；黄疸，腹泻，痢疾，小儿疳积；痔，脱肛，便血；腰脊强痛。

【精确定位】在背部，后正中线上，第11胸椎棘突下凹陷中。

【简易取穴诀窍】至阳下四个胸椎棘突下凹陷中。

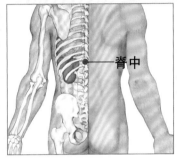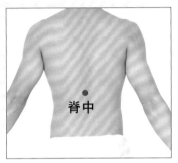

中枢 <small>zhōng shū</small> 改善食欲不振

【功效妙用】主治黄疸；呕吐，腹满，胃痛，食欲不振；腰背疼痛。

【精确定位】在背部，后正中线上，第10胸椎棘突下凹陷中。

【简易取穴诀窍】至阳下三个胸椎棘突下凹陷中。

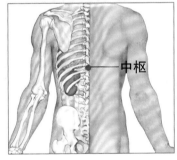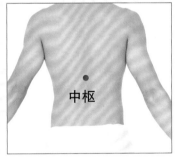

筋缩 <small>jīn suō</small> 痉挛症的克星

【功效妙用】主治癫狂痫；痉挛，脊强，背痛，四肢不收，筋挛拘急；胃痛，黄疸。

【精确定位】在背部，后正中线上，第9胸椎棘突下凹陷中。

【简易取穴诀窍】至阳下两个胸椎棘突下凹陷中。

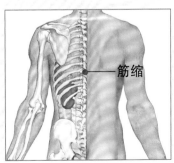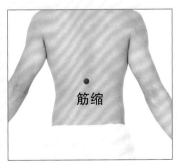

至阳
zhì yáng — 缓解心慌胸闷

【功效妙用】主治黄疸，胸胁支满，咳嗽，气喘，腰背疼痛，脊强。

【精确定位】在背部，后正中线上，第7胸椎棘突下凹陷中。

【简易取穴诀窍】垂臂，平两肩胛骨的下端水平线的脊椎为第7胸椎，其棘突下凹陷处即是本穴。

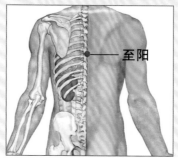
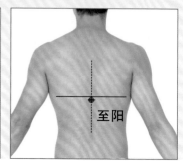

灵台
líng tái — 修心养性穴

【功效妙用】主治咳嗽，气喘，忧郁，失眠；脊痛，项强；疔疮。

【精确定位】在背部，后正中线上，第6胸椎棘突下凹陷中。

【简易取穴诀窍】至阳上一个胸椎棘突下凹陷中。

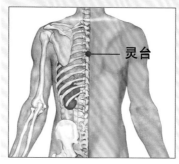
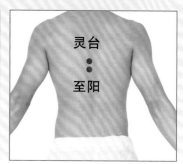

神道
shén dào — 宁心安神，治疗心绞痛

【功效妙用】主治心痛，心悸，怔忡，失眠，健忘；中风不语，癫痫；咳嗽，气喘；腰脊强，肩背痛。

【精确定位】在背部，后正中线上，第5胸椎棘突下凹陷中。

【简易取穴诀窍】至阳上两个胸椎棘突下凹陷中。

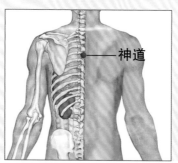
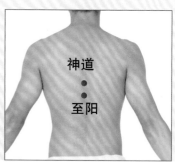

身柱
shēn zhù — 缓解咳嗽和气喘

【功效妙用】主治身热头痛，咳嗽，气喘；惊厥，癫狂痫；腰脊强痛；疔疮发背。

【精确定位】在背部，后正中线上，第3胸椎棘突下凹陷中，约与两侧肩胛冈高点相平。

【简易取穴诀窍】两侧肩胛冈高点连线的中点。

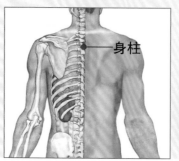
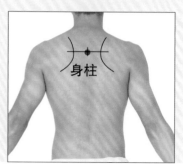

陶道

táo dào
陶道　提升肺功能

【功效妙用】主治热病，疟疾；恶寒发热，咳嗽，气喘，骨蒸潮热；癫狂，脊强。

【精确定位】在背部，后正中线上，第1胸椎棘突下凹陷中。

dà zhuī
大椎　治疗高热不退

【功效妙用】主治热病，恶寒发热，咳嗽，气喘，小儿惊风，项强，脊痛，风疹，痤疮。

【精确定位】在颈部，后正中线上，第7颈椎棘突下凹陷中。

yǎ mén
哑门　改善舌缓不语、声音沙哑

【功效妙用】主治暴喑，舌缓不语；中风，癫狂痫，癔病；头重，头痛，颈项强急。

【精确定位】在颈部，后正中线上，第1颈椎下凹陷中。

fēng fǔ
风府　推擦风府治感冒

【功效妙用】主治中风，癫狂痫，眩晕，头痛，颈项强痛，咽喉肿痛，鼻衄。

【精确定位】在颈部，后正中线上，入后发际上1寸。

【简易取穴诀窍】低头，颈背交界椎骨高突处，垂直向下推一个椎体，其下缘凹陷处即是。

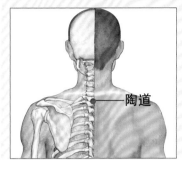
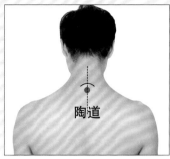

【简易取穴诀窍】坐位低头，项后上背部脊柱最上方突起之椎骨（第7颈椎），其下缘凹陷处即是本穴。第7颈椎的特点是突起椎骨用手按住时能感觉到随颈部左右摇头而活动。

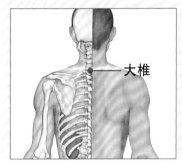
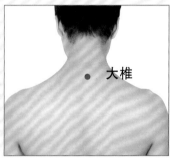

【简易取穴诀窍】正坐，头微前倾，后正中线上，入发际上0.5寸。

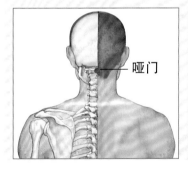
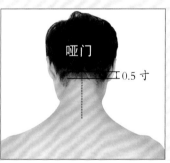

【简易取穴诀窍】后发际中央直上一横指（拇指）处即是本穴。

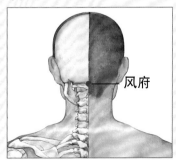
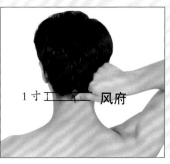

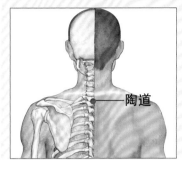图注：陶道
图注：大椎
图注：哑门　0.5寸
图注：风府　1寸

脑户 nǎo hù
快速缓解头痛

【功效妙用】主治头晕，项强，失音，癫痫。

【精确定位】在头部，后发际正中直上2.5寸，风府上1.5寸，枕外隆凸的上缘凹陷处。

【简易取穴诀窍】风府直上1.5寸。

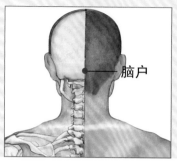
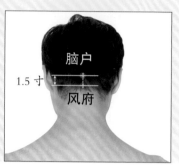

强间 qiáng jiān
让你睡好心情好

【功效妙用】主治头痛，目眩，失眠，烦心，项强，癫狂。

【精确定位】在头部，当后发际正中直上4寸（脑户上1.5寸）。

【简易取穴诀窍】风府正中直上四横指；或当风府与百会连线的中点处。

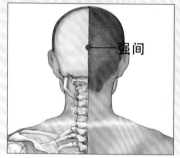
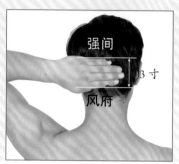

后顶 hòu dǐng
治疗癫痫

【功效妙用】主治头痛，眩晕，癫狂痫。

【精确定位】在头顶正中线，后发际直上5.5寸（脑户上3寸）。

【简易取穴诀窍】取脑户，其直上3寸处，即为后顶。

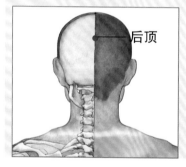
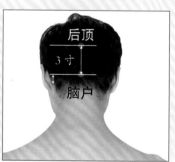

百会 bǎi huì
长命百岁保健穴

【功效妙用】主治中风，痴呆，癫狂痫，头痛，眩晕，失眠，健忘，脱肛，阴挺，腹泻。

【精确定位】在头顶，头顶正中心，当前发际上5寸，后发际上7寸。

【简易取穴诀窍】将两耳郭向前对折，由两个耳尖连线跨越头顶与头部前后正中线之交点即是本穴。

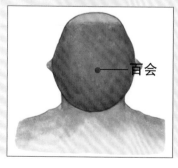
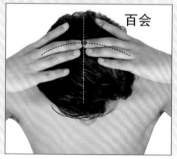

前顶 qián dǐng 改善头痛

【功效妙用】主治中风，头痛，眩晕，鼻渊，癫痫。

【精确定位】在头部正中线上，额前发际正中直上 3.5 寸处。

【简易取穴诀窍】在头部正中线上，百会前 1.5 寸。

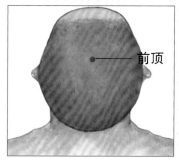
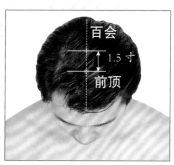

囟会 xìn huì 帮助治疗鼻炎

【功效妙用】主治头痛，眩晕，鼻渊，癫痫。

【精确定位】在头部正中线上，额前部发际正中直上 2 寸，前顶穴前 1.5 寸。

【简易取穴诀窍】额前部发际正中直上三横指。

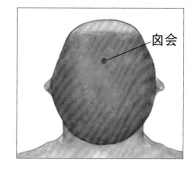
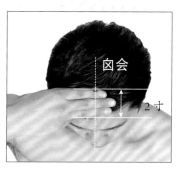

上星 shàng xīng 缓解视疲劳

【功效妙用】主治头痛，目痛，鼻渊，鼻衄；热病，疟疾；癫狂。

【精确定位】在头部正中线上，额前部发际正中直上 1 寸，囟会前 1 寸。

【简易取穴诀窍】额前部发际正中直上一横指（拇指）。

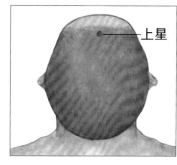
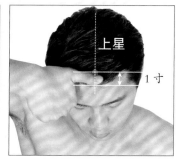

神庭 shén tíng 宁神醒脑

【功效妙用】主治癫狂痫，中风；头痛，目眩，失眠，惊悸；目赤，目翳，鼻渊，鼻衄。

【精确定位】在头部正中线上，额前部发际正中直上 0.5 寸。

【简易取穴诀窍】上星前 0.5 寸。

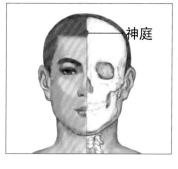
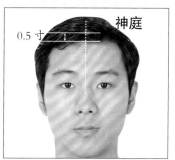

sù liáo
素髎　鼻塞特效穴

【功效妙用】主治昏迷，惊厥，新生儿窒息；鼻渊，鼻衄，喘息。

【精确定位】在面部，鼻尖正中。

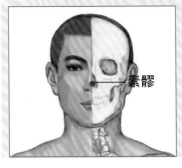
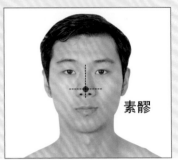

【简易取穴诀窍】面部鼻尖正中央即是。

shuǐ gōu
水沟　治疗晕厥

【功效妙用】也叫人中，主治昏迷，晕厥，中风，中暑，癔病，癫狂痫，牙关紧闭，闪挫腰痛。

【精确定位】在面部，人中沟的上 1/3 与下 2/3 交界处。

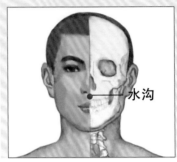
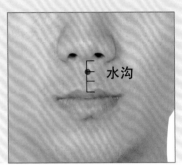

【简易取穴诀窍】面部人中沟上 1/3 处。

duì duān
兑端　牙痛、鼻塞不用慌

【功效妙用】主治昏迷，晕厥，癫狂，癔病；口歪，口噤，口臭，齿痛；消渴嗜饮。

【精确定位】在面部，当上唇的尖端，人中沟下端的皮肤与唇的移行部。

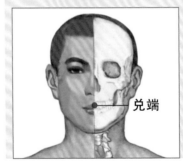
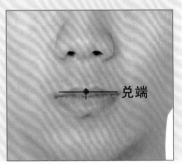

【简易取穴诀窍】上唇正中的尖端，红唇与皮肤交接处。

yín jiāo
龈交　配承浆治口臭

【功效妙用】主治口歪，口噤，口臭，齿衄，齿痛，鼻衄，面赤颊肿；癫狂，项强。

【精确定位】在上唇内，唇系带与上齿龈相接处。

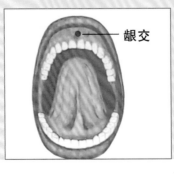
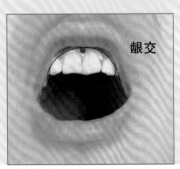

【简易取穴诀窍】张口取穴，唇系带与上齿龈的相接处。

第十六章
经外奇穴

经外奇穴的分布比较分散，大多不在经脉循行路线上，但与经络系统仍有一定关系，是在实际治疗中发展而来的穴位。

在临床应用上，针对性较强，有很好的治疗效果。有的经外奇穴并不专指某一个部位，而是指一组腧穴，如十宣、八邪、八风等。

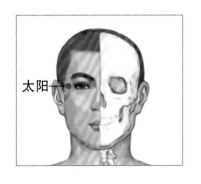

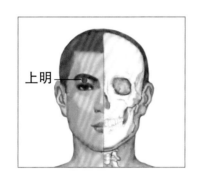

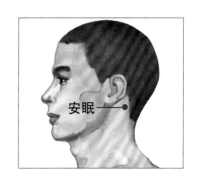

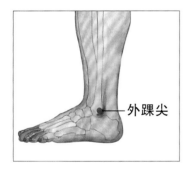

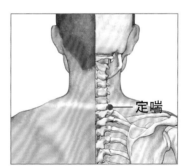

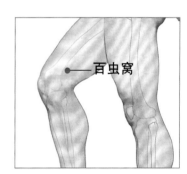

sì shén cōng

四神聪 失眠健忘多敲击

【功效妙用】主治头痛、眩晕、失眠、健忘、癫痫，目疾。

【精确定位】在头顶，当百会前后左右各1寸，共4穴。

【简易取穴诀窍】当百会前后左右各1寸。

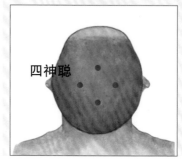
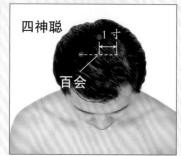

dāng yáng

当阳 改善头痛眩晕

【功效妙用】主治偏、正头痛，眩晕，目赤肿痛。

【精确定位】在头部，当瞳孔直上，前发际上1寸。

【简易取穴诀窍】当瞳孔直上，入前发际上1横指。

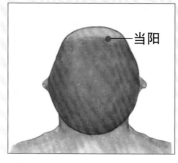
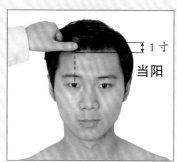

yìn táng

印堂 缓解失眠烦躁

【功效妙用】主治头痛、眩晕、鼻衄、鼻渊、小儿惊风、失眠等。

【精确定位】在额部，当两眉头的中间。

【简易取穴诀窍】两眉头连线的中点处。

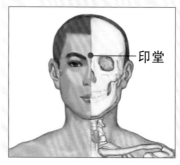
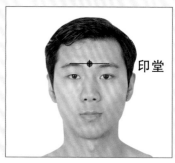

yú yāo

鱼腰 专治眼部疾病

【功效妙用】主治眉棱骨痛；眼睑瞤动、眼睑下垂，目赤肿痛，目翳；口眼㖞斜。

【精确定位】在额部，瞳孔直上，眉毛中。

【简易取穴诀窍】眉毛的中点，压痛感明显的位置即是此穴。

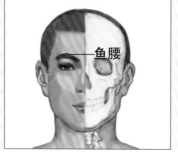
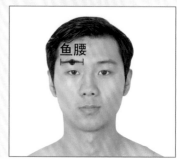

上明
shàng míng

明目利窍治眼病

【功效妙用】主治目疾。

【精确定位】在额部，眉弓中点，眶上缘下。

【简易取穴诀窍】眉弓中点垂线，眶上缘凹陷中。

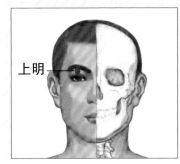
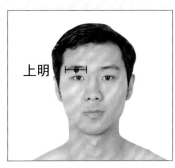

太阳
tài yáng

解除大脑疲劳

【功效妙用】主治头痛，目疾，面瘫。

【精确定位】在头部，当眉梢与目外眦之间，向后约一横指的凹陷处。

【简易取穴诀窍】正坐位，取眉梢延长线与目外眦延长线之相交点即是本穴。

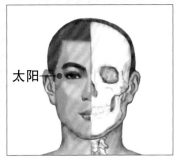
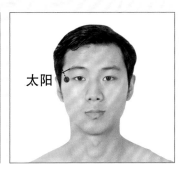

耳尖
ěr jiān

主治目赤肿痛

【功效妙用】主治目疾，头痛，咽喉肿痛。

【精确定位】在耳郭的上方，当折耳向前，耳郭上方的尖端处。

【简易取穴诀窍】当折耳向前，耳郭上方的尖端处。

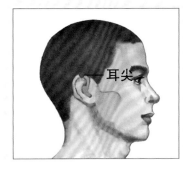
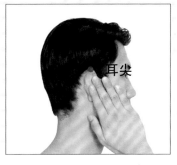

球后
qiú hòu

改善眼部不适

【功效妙用】主治目疾。

【精确定位】在面部，当眶下缘外 1/4 与内 3/4 交界处。

【简易取穴诀窍】正坐位，先摸及眼眶下缘，并将目内、外眦之间的弧线分成四等份，沿眶下缘外 1/4 与内 3/4 交界处即是本穴。

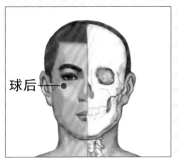
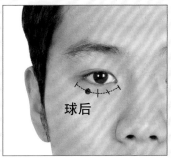

上迎香 专治鼻疾

shàng yíng xiāng

【功效妙用】主治鼻渊，鼻部疮疖。

【精确定位】在面部，当鼻翼软骨与鼻甲的交界处，近鼻唇沟上端处。

【简易取穴诀窍】坐位或仰靠位，鼻唇沟上端终点处即是本穴。

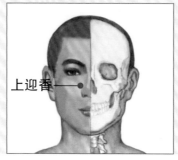
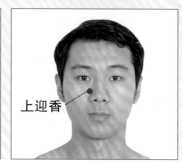

内迎香 常按防治鼻炎

nèi yíng xiāng

【功效妙用】主治目赤肿痛，热病，中暑；鼻疾，喉痹；眩晕。

【精确定位】在鼻孔内，当鼻翼软骨与鼻甲交界的黏膜上。

【简易取穴诀窍】位于鼻孔内，与上迎香相对处的鼻黏膜处。

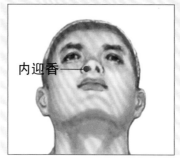
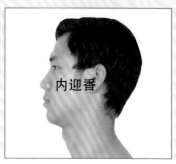

聚泉 防治食不知味

jù quán

【功效妙用】主治舌强，舌缓，味觉减退；消渴，气喘。

【精确定位】在口腔内，当舌背正中缝的中点处。

【简易取穴诀窍】张口伸舌，舌背正中缝的中点处取穴。

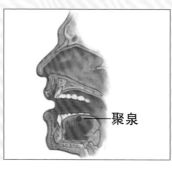
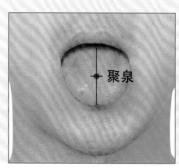

海泉 消除口腔炎症

hǎi quán

【功效妙用】主治舌体肿胀，舌缓不收；消渴。

【精确定位】在口腔内，舌卷向后方，在舌下系带中点处。

【简易取穴诀窍】正坐张口，于舌面下，舌系带中点处取穴。

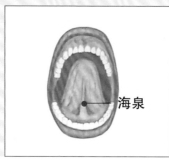
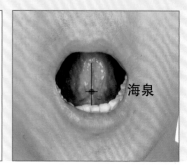

夹承浆 jiá chéng jiāng 改善牙龈肿痛

【功效妙用】主治齿龈肿痛、口喝。

【精确定位】在面部，承浆旁开1寸处。

【简易取穴诀窍】承浆旁开一横指（拇指）。

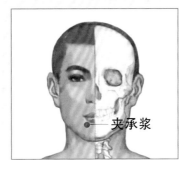
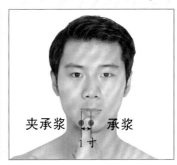

金津 jīn jīn 针刺可治中暑昏迷

【功效妙用】主治口疮、舌强、舌肿；呕吐、消渴；昏迷。

【精确定位】在口腔内，当舌系带左侧静脉上。

【简易取穴诀窍】坐位张口，在舌下系带左侧的静脉处取穴。

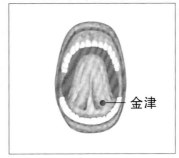
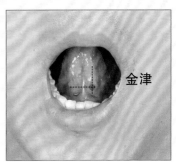

玉液 yù yè 预防口腔疾病

【功效妙用】主治口疮、舌强、舌肿；呕吐、消渴。

【精确定位】在口腔内，当舌系带右侧静脉上。

【简易取穴诀窍】坐位张口，在舌下系带右侧的静脉处取穴。

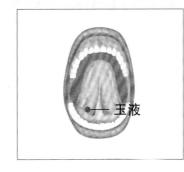
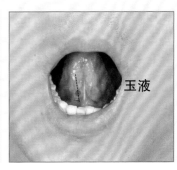

牵正 qiān zhèng 改善口喝斜

【功效妙用】主治口喝、口疮。

【精确定位】在面颊部，耳垂前0.5～1寸处，按揉时酸胀感明显处。

【简易取穴诀窍】坐位或侧卧位，耳垂前一横指处即是本穴。

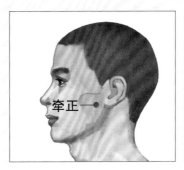
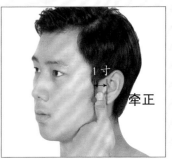

yì míng
翳明　治疗各种眼疾

【功效妙用】主治头痛、眩晕、失眠；目疾、耳鸣。

【精确定位】在项部，当翳风后1寸。

【简易取穴诀窍】当翳风后一横指。

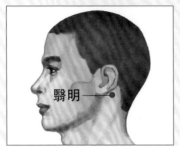
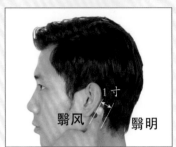

ān mián
安眠　缓解失眠、心悸

【功效妙用】主治失眠，头痛，眩晕，心悸，癫狂。

【精确定位】在项部，当翳风与风池连线的中点。

【简易取穴诀窍】侧卧位，先取耳垂后下凹陷处（即翳风），再取项部大筋外侧缘平耳垂尖处（即风池），这两点连线之中点即是本穴。

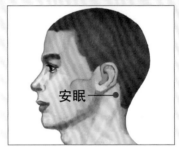
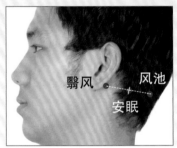

jǐng bǎi láo
颈百劳　颈肩不适的克星

【功效妙用】主治颈项强痛；咳嗽，气喘，骨蒸潮热，盗汗。

【精确定位】在颈部，当大椎直上2寸，后正中线旁开1寸。

【简易取穴诀窍】大椎直上三横指，后正中线旁开一横指。

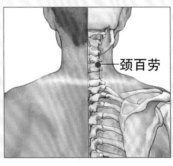
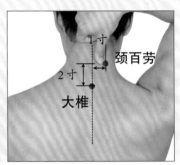

zǐ gōng
子宫　摆脱妇科病

【功效妙用】主治月经不调，痛经，崩漏，不孕。

【精确定位】在下腹部，当脐中下4寸，中极旁开3寸。

【简易取穴诀窍】耻骨联合上缘中点往上一横指（中极），旁外四横指处即是本穴。

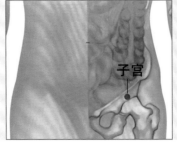
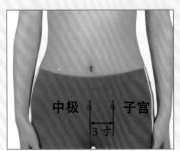

三角灸 sān jiǎo jiǔ
祛除疝气、腹痛

【功效妙用】主治疝气、腹痛。

【精确定位】在下腹部，以患者两口角之间的长度为一边，做等边三角形，将顶角置于患者脐心，底边呈水平线，两底角处是该穴。

【简易取穴诀窍】以脐为顶点，以两口角间长度为边长，在脐下方做等边三角形，三角形的两底角便是此穴。

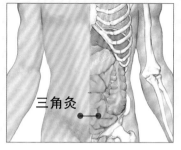

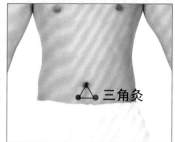

定喘 dìng chuǎn
缓解咳喘不适

【功效妙用】主治哮喘，咳嗽，肩背痛，落枕。

【精确定位】在背部，当第7颈椎棘突下，旁开0.5寸。

【简易取穴诀窍】大椎左右各旁开0.5寸。

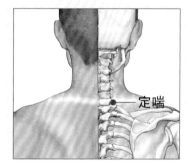

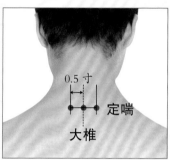

夹脊 jiá jǐ
保养全身脏腑

【功效妙用】主治范围较广，其中上胸部的穴位治疗心肺、上肢疾病；下胸部的穴位治疗胃肠疾病；腰部的穴位治疗腰腹及下肢疾病。

【精确定位】在背腰部，当第1胸椎至第5腰椎棘突下两侧，后正中线旁开0.5寸，一侧17穴，左右共34穴。

【简易取穴诀窍】低头，颈背交界椎骨高突处椎体，向下推17个椎体，旁开半横指处即是。

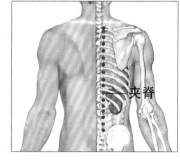

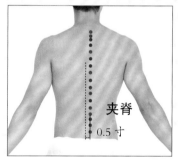

胃脘下俞 wèi wǎn xià shù
健脾和胃，缓解胃痛

【功效妙用】主治胃痛、腹痛、胸胁痛；消渴等。

【精确定位】在背部，当第8胸椎棘突下，旁开1.5寸。

【简易取穴诀窍】膈俞下一个胸椎棘突下，旁开1.5寸。

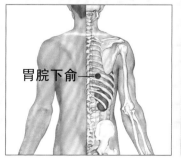

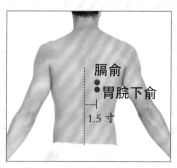

第十六章 经外奇穴

痞根
pǐ gēn

健脾和胃除痞块

【功效妙用】主治腰痛；痞块，癥瘕。

【精确定位】在腰部，当第1腰椎棘突下，旁开3.5寸。

【简易取穴诀窍】脐水平线与后正中线交点向上推1个椎体，其棘突下，旁开3.5寸处即是。

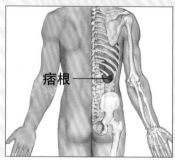
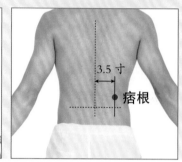

下极俞
xià jí shù

壮腰好帮手

【功效妙用】主治腰痛；小便不利，遗尿。

【精确定位】在腰部，当后正中线上，第3腰椎棘突下。

【简易取穴诀窍】脐水平线与后正中线交点向下推1个椎体，其棘突下凹陷处。

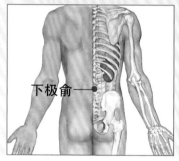
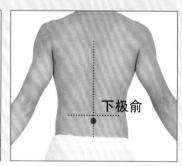

腰宜
yāo yí

强腰补肾对付生殖疾病

【功效妙用】主治腰痛；月经不调，带下；虚劳。

【精确定位】在腰部，当第4腰椎棘突下，旁开约3寸凹陷中。

【简易取穴诀窍】两侧髂前上棘水平线与脊柱交点，旁开3寸的凹陷处即是。

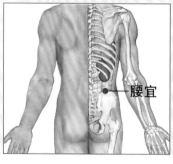
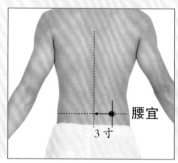

腰眼
yāo yǎn

改善腰痛

【功效妙用】主治腰痛；月经不调，带下；虚劳。

【精确定位】在腰部，当第4腰椎棘突下，旁开约3.5寸凹陷中。

【简易取穴诀窍】两侧髂前上棘水平线与脊柱交点，旁开3.5寸的凹陷处即是。

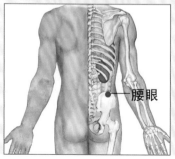
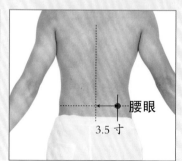

十七椎
shí qī zhuī

治疗生殖疾病的好助手

【功效妙用】主治腰腿痛，下肢瘫痪；崩漏，月经不调；小便不利。

【精确定位】在腰部，当后正中线上，第5腰椎棘突下。

【简易取穴诀窍】两侧髂前上棘水平线与脊柱交点，向下推1个椎体，其棘突下凹陷处即是。

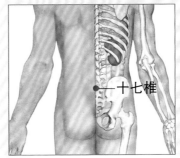
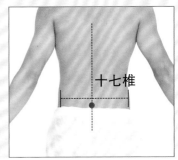

腰奇
yāo qí

针灸治疗癫痫

【功效妙用】主治癫痫、头痛、失眠、便秘等。

【精确定位】在骶部，当尾骨端直上2寸，骶角之间凹陷中。

【简易取穴诀窍】俯卧，尾骨尖端直上三横指处即是本穴。

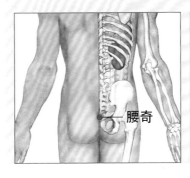
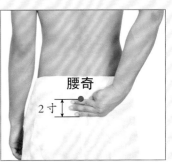

肩前
jiān qián

改善肩臂疼痛

【功效妙用】主治肩臂痛、臂不能举。

【精确定位】在肩部，正坐垂臂，当腋前皱襞顶端与肩髃连线的中点。

【简易取穴诀窍】在肩关节前面，腋窝的前面有个纹头，纹头上1.5寸处取穴。

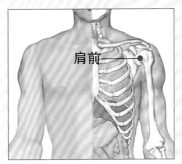
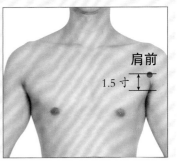

肘尖
zhǒu jiān

增强手臂灵活度

【功效妙用】增强手臂关节的灵活性。主治瘰疬；痈疽；肠痈。

【精确定位】在肘后部，屈肘当尺骨鹰嘴的尖端。

【简易取穴诀窍】正坐屈肘取之，天井下1寸处。

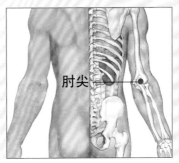
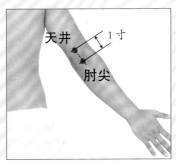

第十六章 经外奇穴

二白
èr bái
帮助对付痔

【功效妙用】主治痔、脱肛、前臂痛、胸胁痛等。

【精确定位】在前臂掌侧，腕横纹上 4 寸，桡侧腕屈肌腱的两侧，一臂 2 穴，左右两臂共 4 穴。

【简易取穴诀窍】腕横纹上 4 横指加 1 横指，肌腱两侧各 1 穴。

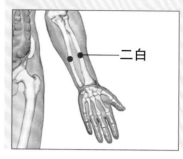
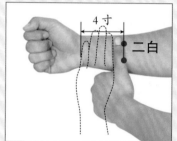

中魁
zhōng kuí
治疗食欲不振、呕吐

【功效妙用】主治噎嗝、呕吐、食欲不振、呃逆。

【精确定位】在中指背侧，近侧指间关节的中点处。

【简易取穴诀窍】手背中指第二节前，骨尖上。

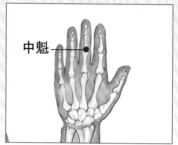
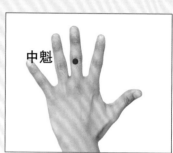

腰痛点
yāo tòng diǎn
改善急性腰扭伤

【功效妙用】主治急性腰扭伤。

【精确定位】在手背侧，当第 2、3 掌骨及第 4、5 掌骨之间，当腕横纹与掌指关节中点处，一侧 2 穴，左右共 4 穴。

【简易取穴诀窍】手掌背屈，在掌后第一横纹处可摸及一条大筋，其左右两缘向手掌背处移一横指，其两侧相应点即是本穴。

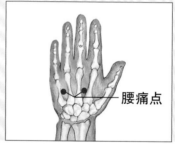
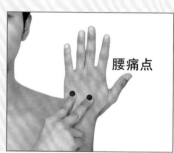

落枕
lào zhěn
落枕就揉它

【功效妙用】主治落枕、手臂痛、胃痛等。

【精确定位】在手背侧，当第 2、3 掌骨间，指掌关节后约 0.5 寸处。

【简易取穴诀窍】落枕位于人体的手背上，在中指和示指（食指）相对的掌骨之间，两指骨尽头起，向外一拇指宽处，与手掌侧的劳宫相对。

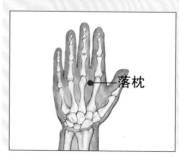
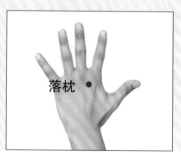

八邪
bā xié

手指麻木不用怕

【功效妙用】主治手背肿痛、手指麻木、烦热、目痛、毒蛇咬伤等。

【精确定位】在手背侧，微握拳，第1~5指间，指蹼缘后方赤白肉际处，左右共8穴。

【简易取穴诀窍】在手背，两手第1~5指间各手指根部之间，皮肤颜色深浅交界处。

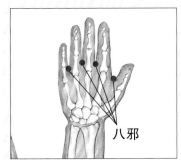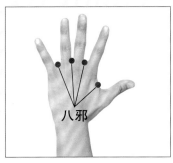

四缝
sì fèng

专治小儿疳积

【功效妙用】主治小儿疳积，百日咳。

【精确定位】在第2~5指掌侧，近端指关节的中央，一手4穴，左右共8穴。

【简易取穴诀窍】在掌侧，第2~5指近指关节中点。

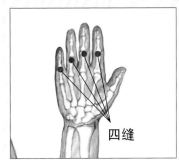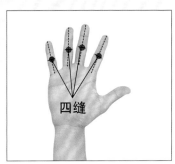

十宣
shí xuān

昏迷休克急救穴

【功效妙用】主治昏迷、癫痫、高热、咽喉肿痛等。

【精确定位】在手十指尖端，距指甲游离缘0.1寸（指寸），左右共10穴。

【简易取穴诀窍】仰掌，十指微屈，位于十个手指尖端的正中。

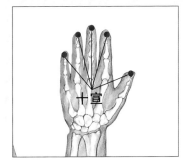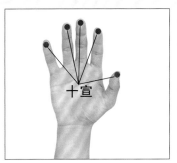

环中
huán zhōng

改善腰腿疼痛

【功效妙用】主治坐骨神经痛、腰痛、腿痛等。

【精确定位】在臀部，环跳与腰俞连线的中点。

【简易取穴诀窍】在臀部先定出尾骨尖与大转子连线的中点，再以此点与骶管裂孔做一连线，其中点即是。

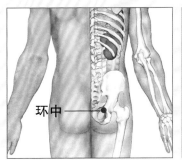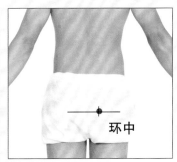

hè dǐng
鹤顶 避免膝盖酸痛无力

【功效妙用】祛风除湿，活络止痛，强壮腰膝。主治膝痛、足胫无力、瘫痪等。

【精确定位】在膝上部，髌底的中点上方凹陷处。

【简易取穴诀窍】位于膝盖骨上缘上1寸正中。

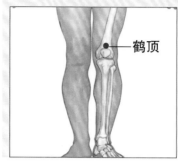
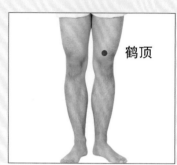

bǎi chóng wō
百虫窝 对付皮肤瘙痒

【功效妙用】主治虫积，风湿痒疹，下部生疮。

【精确定位】在大腿内侧，髌底内侧端上3寸，即血海上1寸。

【简易取穴诀窍】取髌骨内上缘上四横指处，即是本穴。

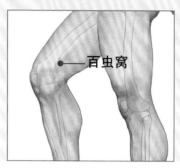
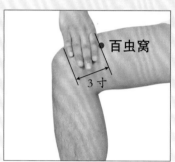

nèi xī yǎn
内膝眼 缓解膝关节疼痛

【功效妙用】主治膝痛、腿痛、脚气等。

【精确定位】在膝部，在髌韧带内侧凹陷处中央。

【简易取穴诀窍】在髌韧带两侧侧凹陷处。在内侧的称为内膝眼。

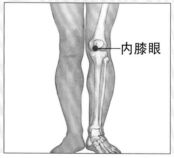
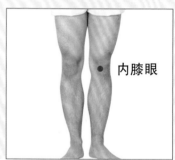

dǎn náng
胆囊 专治胆道疾病

【功效妙用】主治急慢性胆囊炎、胆石症、胆道蛔虫症、下肢痿痹等。

【精确定位】在小腿外侧上部，当腓骨小头前下方凹陷处（阳陵泉）直下2寸。

【简易取穴诀窍】阳陵泉直下三横指。

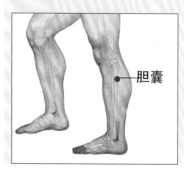
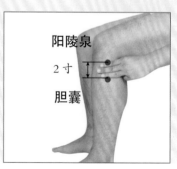

阑尾 lán wěi
急慢性阑尾炎就找它

【功效妙用】主治急慢性阑尾炎，消化不良，下肢痿痹。

【精确定位】在小腿前侧上部，当犊鼻下5寸，胫骨前缘旁开一横指。

【简易取穴诀窍】足三里（犊鼻下四横指）下三横指，胫骨前缘旁开一横指。

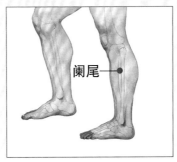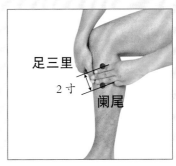

内踝尖 nèi huái jiān
缓解牙痛

【功效妙用】主治牙痛、乳蛾；小儿不语；霍乱；转筋。

【精确定位】在足内侧面，内踝凸起处。

【简易取穴诀窍】正坐垂足，内踝之最高点处即是。

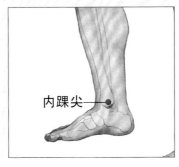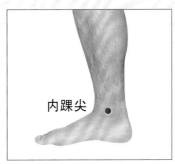

外踝尖 wài huái jiān
治脚气的帮手

【功效妙用】主治脚趾拘急，踝关节肿痛；脚气；牙痛。

【精确定位】在足外侧面，外踝凸起处。

【简易取穴诀窍】正坐垂足，外踝之最高点处即是。

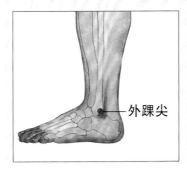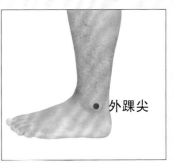

八风 bā fēng
清热解毒治脚气

【功效妙用】主治足背肿痛，脚趾疼痛；脚气；毒蛇咬伤。

【精确定位】在足背侧，第1~5趾间，趾蹼缘后方赤白肉际处，一足4穴，左右共8穴。

【简易取穴诀窍】位于足背5个脚趾间的交叉处。

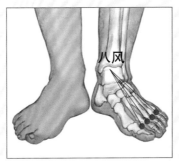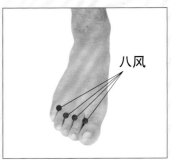

第十六章 经外奇穴

第十七章
60种常见病症特效穴速查

头痛 太阳，风池，列缺

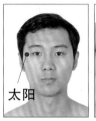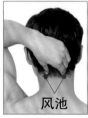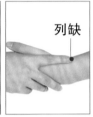

典型症状：全头痛或局部疼痛。

方法：①用双手拇指按揉太阳5分钟；

②用拇指、示指分别按揉两边风池5分钟；

③用示指按揉列缺1～3分钟。

头晕 百会，行间，足临泣

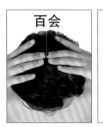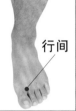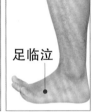

典型症状：头脑昏乱不清醒，头重脚轻，两眼视物昏花，眼睑浮肿沉重。

方法：①手五指并拢叩击百会20次；

②用双手拇指按揉行间5分钟；

③用双手拇指按揉足临泣3～5分钟。

失眠 安眠，神门，内关

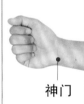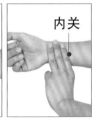

典型症状：不能保持正常睡眠，入睡困难，入睡后易醒，醒后不能再次入睡，严重者则整夜不能入睡。

方法：①用双手拇指按揉安眠5～10分钟；

②用拇指按揉神门5～10分钟；

③用拇指按揉内关3～5分钟。

健忘 四神聪，百会，悬钟

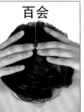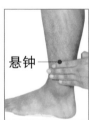

典型症状：记忆力衰退，言谈不知首尾，谈过即忘。

方法：①按揉四神聪3～5分钟；

②手五指并拢，叩击百会20次；

③用拇指按揉悬钟3～5分钟。

脱发 四神聪，曲池，风市

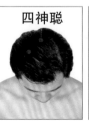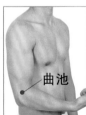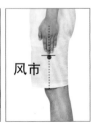

典型症状：头发异常或过度脱落。

方法：①手五指并拢叩击头顶部四神聪20次；

②用拇指按揉曲池3～5分钟；

③手握拳叩击风市3～5分钟。

鼻炎　迎香，上迎香，印堂

典型症状：流涕、鼻塞。

方法：①分别按揉迎香、上迎香、印堂各1~3分钟；

②自迎香至上迎香来回慢推，每次1分钟。

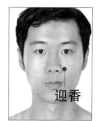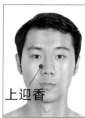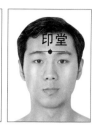

耳鸣　耳门，听宫，太溪，足三里

典型症状：自觉耳内鸣响。

方法：①按揉耳门、听宫各1~3分钟，每天3次；

②按揉太溪、足三里各1~3分钟，每天3次；

③灸法：回旋灸，灸耳朵周围；有条件者可在足三里、太溪做温针灸；

④鸣天鼓：两手将耳朵完全覆盖，将示指压在中指上，弹脑后两骨，发出像敲鼓一样的声响，谓之鸣天鼓，每天12次；

⑤叩齿：速度宜慢，每天12次。

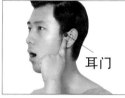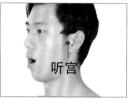
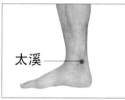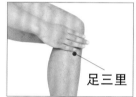

视疲劳　睛明，光明

典型症状：眼睛干涩，流泪，眼酸胀，眼刺痛，眼眶周围疼痛，视物模糊。

方法：①用双手拇指按揉睛明5分钟；

②用双手拇指按揉光明5分钟。

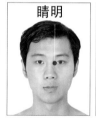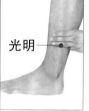

面颊痤疮*　背部反应点，合谷，攒竹，内庭

典型症状：面部丘疹红肿结痂，时起时消。

方法：①背部肩胛骨内侧反应点，点刺出血；

②攒竹斜刺5分，泻法。留针15~20分钟；

③合谷直刺5分~1寸，泻法。留针15~20分钟；

④内庭直刺5分~1寸，泻法。留针15~20分钟。

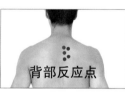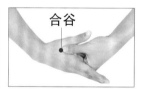
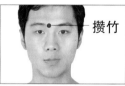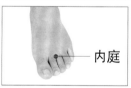

三叉神经痛　鱼腰，四白，下关

典型症状：颌面、面颊等三叉神经分布区域内出现短暂阵发性疼痛，常因刷牙、洗脸、咀嚼、讲话等诱发疼痛。

方法：①眼支疼痛可按揉鱼腰，强刺激3~5分钟；

②上颌支疼痛可按揉四白，强刺激3~5分钟；

③下颌支疼痛可按揉下关，强刺激3~5分钟。

有条件者应以针刺为主，以上治疗适合原发性三叉神经痛。

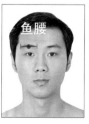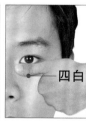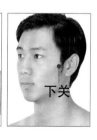

---

*面颊痤疮者在肩胛骨靠近脊柱一侧（肺俞附近）可能会有红点，这些红点就是反应点。

131

面神经麻痹 阳白, 地仓, 颊车, 合谷

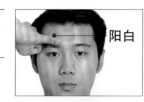
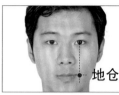

典型症状：以口眼向一侧歪斜为主症。

方法：①按揉阳白 3 ~ 5 分钟，每天 2 次；

②按揉地仓、颊车各 3 ~ 5 分钟，每天 2 次；

③按揉合谷 3 ~ 5 分钟，每天 2 次；

④灸法：回旋灸，自患侧口面部、耳后至额部。

按揉穴位用以恢复期配合针刺治疗，急性期仍以针刺为主。

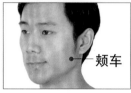
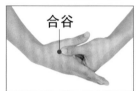

牙痛 合谷, 颊车

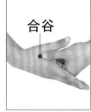
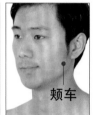

典型症状：牙齿及牙龈红肿疼痛，甚至面颊部肿胀。

方法：①用拇指按揉合谷 5 ~ 10 分钟；

②用拇指按揉颊车 3 ~ 5 分钟。

呃逆 攒竹, 内关, 足三里

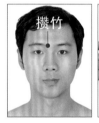
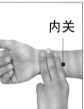
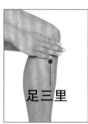

典型症状：喉间频频作声，声短频，不能自止。

方法：①用双手示指分别按揉两侧攒竹 1 ~ 3 分钟；

②用拇指按揉内关 1 ~ 3 分钟；

③用示指按揉双侧足三里 1 ~ 3 分钟。

咽喉肿痛 少商, 大椎, 肺俞

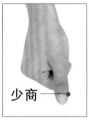
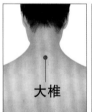
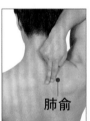

典型症状：咽喉部疼痛红肿、吞咽不适。

方法：①少商点刺放血，以血色改变为止（即出血颜色

从黑紫色变为鲜红色）；

②大椎、肺俞拔罐，有条件者可在大椎刺络拔罐，

以 5 ~ 8 分钟为宜。

慢性咽炎 廉泉, 鱼际, 照海

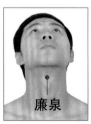
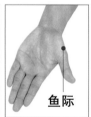
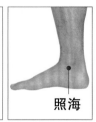

典型症状：自觉咽部有异物感，常有清嗓动作，咳痰，严

重者伴恶心。

方法：①按揉廉泉、鱼际各 1 ~ 3 分钟，每天 3 次；

②按揉双侧照海 1 ~ 3 分钟，每天 3 次。

慢性支气管炎 肺俞，膻中，天突，足三里

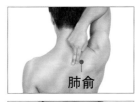 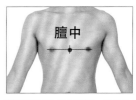
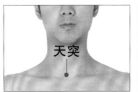 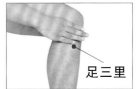

典型症状：咳嗽、咳痰或伴有气喘等反复发作，每年持续3个月，连续2年以上，多于冬季发作，夏季减轻。

方法：①按揉肺俞 3 ~ 5 分钟，每天 3 次；

②按揉膻中 3 ~ 5 分钟，每天 3 次；

③按揉天突 3 ~ 5 分钟，每天 3 次；

④按揉足三里 3 ~ 5 分钟，每天 3 次。

风热咳嗽 曲池，尺泽

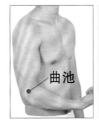 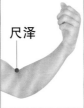

典型症状：咳嗽，干咳无痰或痰黄稠，或发热，汗出恶风，口干咽痛，鼻流黄涕。

方法：①用拇指按揉曲池 3 ~ 5 分钟；

②用碘伏对尺泽处进行皮肤常规消毒，选用三棱针或血糖针，速刺速出，针刺入一般不宜过深，挤出数滴血液。

风寒咳嗽 风池，肺俞

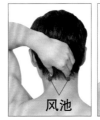 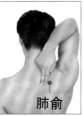

典型症状：咳嗽声重，咽痒，恶寒无汗，头痛或发热，甚则喘急。

方法：①手拇指及其余四指分别放在两侧风池上，拿捏颈项部肌肉 5 分钟；

②用手掌在肺俞部位反复搓至皮肤潮红，微微发热。

哮喘 天突，定喘，肾俞

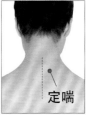 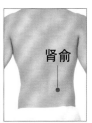

典型症状：呼吸急促，喉中有哮鸣音，严重者张口抬肩，不能平卧。

方法：①用示指按揉天突 1 ~ 3 分钟；

②用示指按揉定喘 1 ~ 3 分钟；

③用双侧拇指分别按揉肾俞 1 ~ 3 分钟。

落枕 落枕，风池，肩井

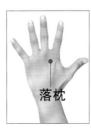 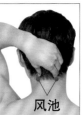 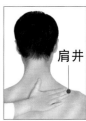

典型症状：颈项强痛，活动受限。

方法：①用双手示指按揉落枕 1 ~ 3 分钟；

②用拇指、示指分别按揉两边的风池 1 ~ 3 分钟；

③用拇指和示、中指相对用力，提拿肩井处的筋腱 3 ~ 5 分钟。

颈椎病 颈夹脊，中渚，手三里

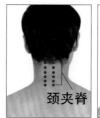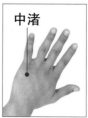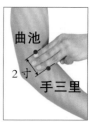

典型症状：头晕、肩部酸痛、颈部板硬不适、手麻等。

方法：①拇指与其他四指分开，放在颈后，上下提捏按揉
3～5分钟；
②用示指按揉中渚1～3分钟；
③用示指按揉手三里1～3分钟。

肩周炎 肩髃，肩髎，肩贞

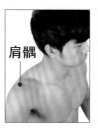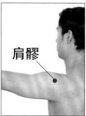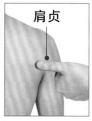

典型症状：肩周疼痛、酸重，外展、后伸、上举等动作受限。

方法：①用示指按揉肩髃1～3分钟；
②用示指按揉肩髎1～3分钟；
③用示指按揉肩贞1～3分钟。

网球肘 曲池，小海，少海

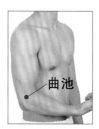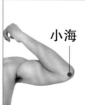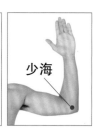

典型症状：肘关节外上方有明显的压痛点。

方法：①用示指按揉曲池1～3分钟；
②用示指按揉小海1～3分钟；
③用示指按揉少海1～3分钟。

鼠标手 阳谷,阳池

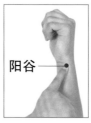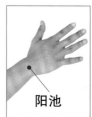

典型症状：手腕、手指麻木及疼痛无力。

方法：①用拇指或示指按揉阳谷1～3分钟；
②用拇指或示指按揉阳池1～3分钟。

胸闷 膻中,内关

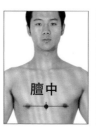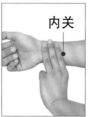

典型症状：自觉胸部闷胀，呼吸费力或气不够用。

方法：①按揉膻中或平刺5分～1寸，留针30分钟；
②按揉内关或直刺5分～1寸，导气法，留针30分钟。

乳汁不畅 膻中，肩井，期门

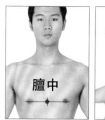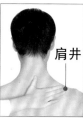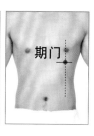

典型症状：哺乳期间出现乳房胀满，甚至肿胀疼痛，可触及硬块。

方法：①用拇指自上向下推按膻中 5 ~ 10 分钟；

②用拇指按揉肩井 3 ~ 5 分钟；

③用拇指按揉期门 3 ~ 5 分钟。

乳少 少泽，足三里

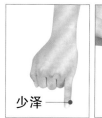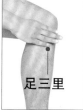

典型症状：产后哺乳期，初始乳汁甚少或乳汁全无。

方法：①用拇指掐按少泽 30 下；

②用拇指按揉足三里 5 ~ 10 分钟。

心悸 内关，膻中

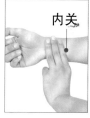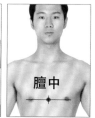

典型症状：自觉心慌，易惊易恐，严重者坐卧不安。

方法：①用拇指按揉内关 1 ~ 3 分钟；

②用拇指按揉膻中 1 ~ 3 分钟。

腹胀 建里，中脘，天枢，上巨虚，下巨虚

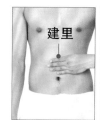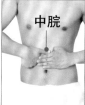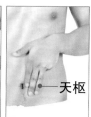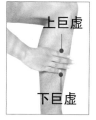

典型症状：腹部胀满不适。

方法：①双手交替向下推按中脘、建里；

②按揉天枢，顺时针按揉脐周 15 分钟；

③直刺上巨虚、下巨虚 1 ~ 1.5 寸，导气法，留针 20 分钟。

呕吐 内关，公孙，足三里

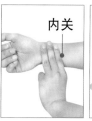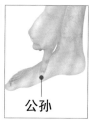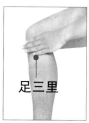

典型症状：反复恶心，厌食，闻食即吐，食入即吐，不能进食和饮水。

方法：①用拇指按揉内关 3 ~ 5 分钟；

②用拇指按揉公孙 3 ~ 5 分钟；

③用拇指按揉足三里 5 ~ 10 分钟。

胃痛 中脘，足三里

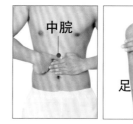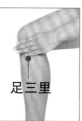

典型症状：上腹胃脘部疼痛。

方法：①用示指按揉中脘 1 ~ 3 分钟；

②用示指按揉双侧足三里 1 ~ 3 分钟。

消化不良 中脘，内关，公孙

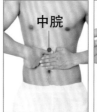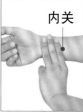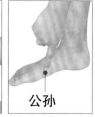

典型症状：上腹部饱胀，或伴疼痛、反酸、肠鸣、腹泻等。

方法：①用示指按揉中脘 1 ~ 3 分钟，按揉完后用手掌顺

时针摩腹 100 圈；

②用拇指按揉内关 1 ~ 3 分钟；

③用拇指按揉公孙 1 ~ 3 分钟。

急性肠胃炎 中脘，神阙，足三里

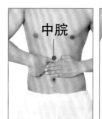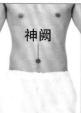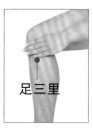

典型症状：恶心、呕吐、腹痛、腹泻、发热等。

方法：①切 1 片 2~3 厘米厚生姜置于中脘上，捏三壮枣核

大小艾炷依次置于姜片上点燃；

②切 1 片 2~3 厘米厚生姜置于神阙上，捏三壮枣核

大小艾炷依次置于姜片上点燃；

③用拇指按揉足三里 3 ~ 5 分钟。

腰痛 腰痛点，委中，后溪

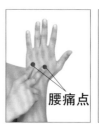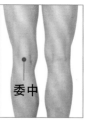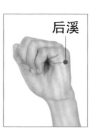

典型症状：腰部疼痛，常因天气变化及劳累等诱因加重。

方法：①用拇指和示指同时按揉腰痛点 3 ~ 5 分钟；

②用中指按揉委中 3 ~ 5 分钟；

③用中指按揉后溪 3 ~ 5 分钟。

腰扭伤 后溪，手三里，中渚

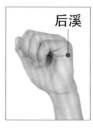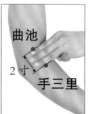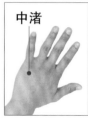

典型症状：腰部强痛，活动受限。

方法：①直刺后溪 0.5 ~ 0.8 寸，局部酸胀沉重，强刺激；

②直刺手三里 0.5 ~ 0.8 寸，局部酸胀沉重，针感可

向手背部扩散；

③中渚应用针刺法，针尖与手背呈 30° 角斜上刺入

0.3 ~ 0.5 寸，使针感传至腋下，强刺激。

腰椎间盘突出 筋缩，太冲，委中

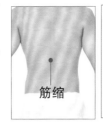
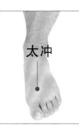
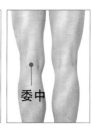

典型症状：腰腿部强痛、放射痛，活动受限。

方法：①斜刺筋缩 0.5 ~ 1 寸，局部酸胀沉重；

②太冲向行间透刺，强刺激提插捻转；

③直刺委中 0.5 ~ 1 寸，局部酸麻胀重，有麻电感向足部放散。

痔 二白，承山，长强

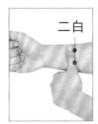
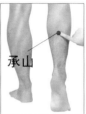
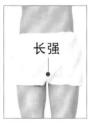

典型症状：便秘、剧烈运动等出现肛门周围肿痛、瘙痒、出血等症状。

方法：①按揉二白 3 ~ 5 分钟，每天 3 次；

②按揉承山 3 ~ 5 分钟，每天 3 次；

③按揉长强 3 ~ 5 分钟，每天 3 次；

④在第 7 胸椎两侧至腰骶部或上唇系带处若能找到痔点（红色丘疹，一个或数个），可每次选一个，粗针挑刺出血。

泄泻 天枢，脾俞，三阴交

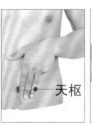
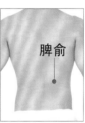
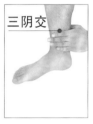

典型症状：排便次数增多，粪便稀薄，或者粪便如水样。

方法：①用拇指和中指分别按揉两侧天枢 1 ~ 3 分钟；

②用双侧拇指分别按揉脾俞 1 ~ 3 分钟；

③用示指按揉三阴交 1 ~ 3 分钟。

便秘 天枢，支沟

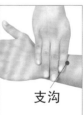

典型症状：粪便干燥、坚硬，不易排出，常常数日排便一次。

方法：①用拇指和中指分别按揉两侧天枢 1 ~ 3 分钟；

②用拇指按揉支沟 1 ~ 3 分钟。

阳痿 关元，肾俞，三阴交

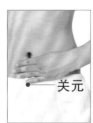
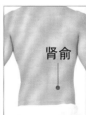
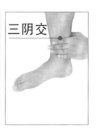

典型症状：青壮年时期，阴茎痿弱不起，临房举而不坚。

方法：①按揉关元 3 ~ 5 分钟，每天 3 次；

②按揉肾俞 3 ~ 5 分钟，每天 3 次；

③按揉三阴交 3 ~ 5 分钟，每天 3 次；

④可在以上穴位行灸法 15 ~ 20 分钟，每天 1 次。

早泄　关元，三阴交，阴谷

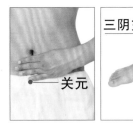 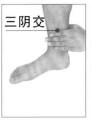 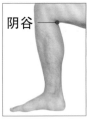

典型症状：不受自我控制的过早射精。

方法：①以关元为圆心，左或右手掌做逆时针及顺时针方向摩动 3 ~ 5 分钟；

②用拇指和示、中指相对用力，按揉两边的三阴交 1 ~ 3 分钟；

③用双手拇指按揉两边的阴谷 1 ~ 3 分钟，以局部酸胀沉重为宜。

前列腺疾病　水道，中极，关元

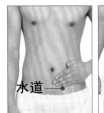 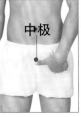 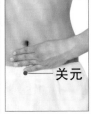

典型症状：尿频，尿急，尿痛，排尿困难，尿失禁，尿线分叉，尿后沥滴，尿后、大便后滴白。

方法：①拇指点按刺激水道或直刺 1.0 ~ 1.5 寸，局部酸胀，向阴部放散；

②拇指点按刺激中极，以酸麻为宜；针灸宜在排尿后进行；

③以关元为圆心，左或右手掌做逆时针及顺时针方向摩动 3~5 分钟。

白带增多　隐白，阴陵泉，命门

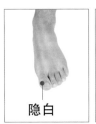 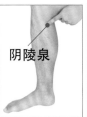 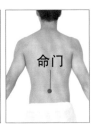

典型症状：阴道分泌物增多。

方法：①用双手拇指按揉隐白 1 ~ 3 分钟；

②用拇指和示、中指相对用力，按揉两边的阴陵泉 1 ~ 3 分钟；

③直刺命门 0.5 ~ 1 寸或灸法治疗。

阴道炎　隐白，血海，三阴交

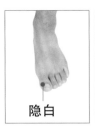 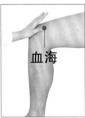 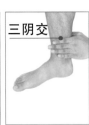

典型症状：外阴瘙痒、灼痛、白带异常等。

方法：①用双手拇指按揉隐白 1 ~ 3 分钟；

②用拇指、中指分别按揉两边的血海 1 ~ 3 分钟；

③用拇指和示、中指相对用力，按揉两边的三阴交 1 ~ 3 分钟。

痛经　地机，次髎

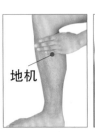 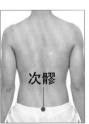

典型症状：经期或行经前后小腹部疼痛，甚者疼痛难忍，面青肢冷，呕吐汗出，周身无力，甚至晕厥。

方法：①用拇指按揉地机 5 ~ 10 分钟；

②用拇指按揉次髎 5 ~ 10 分钟。

月经不调 　地机，三阴交，血海

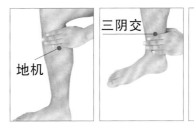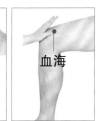

典型症状：月经周期或出血量异常，月经前、经期时腹痛等。

方法：①用拇指指腹点按三阴交，力度适中，左右两侧

　　　各点按1分钟；

　　　②将手掌心放在同侧血海上，适当用力按揉1分

　　　钟，双侧交替进行；

　　　③地机、三阴交、血海直刺5分～1寸，导气法。

　　　留针30分钟。

慢性盆腔炎 　水道，归来

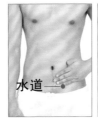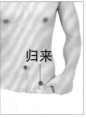

典型症状：下腹部坠胀疼痛，腰骶部酸痛，可伴肛门坠胀

不适、月经不调、白带增多等。

方法：①用拇指按揉水道5～10分钟；

　　　②用拇指按揉归来5～10分钟。

膝盖痛 　鹤顶，膝眼，阴陵泉，阳陵泉

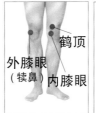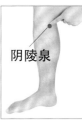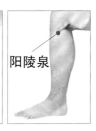

典型症状：膝关节周围疼痛，或有屈伸不利。

方法：①用拇指、示指、环指分别按揉鹤顶、内外膝眼

　　　3～5分钟；

　　　②用拇指、中指分别按揉阴陵泉、阳陵泉3～5

　　　分钟。

腿脚痉挛 　承山，阳陵泉

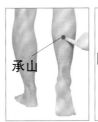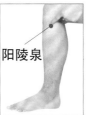

典型症状：常于夜间睡眠时发生，一侧或两侧小腿肚突然

剧烈痉挛。

方法：①用双手拇指按揉承山3～5分钟；

　　　②用拇指按揉阳陵泉3～5分钟。

踝关节扭伤 　环跳，养老，阳池

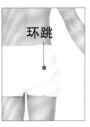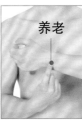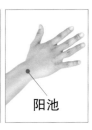

典型症状：踝关节强痛，活动受限。

方法：①直刺环跳2～3寸深时作均匀提插手法，观察针

　　　感是否传导至足；

　　　②在对侧腕关节养老找到显著压痛点，按揉10～20

　　　秒，然后针刺；

　　　③在对侧腕关节阳池找到显著压痛点按揉10～20秒，然后针刺。

风寒感冒 风池，外关，迎香

典型症状：恶寒重，无汗，头身疼痛，鼻塞流清涕，咳嗽，吐白稀痰。

方法：①手拇指及其余四指分别放在两侧风池上，拿捏颈项部肌肉 5 分钟；

②用拇指按揉两侧外关各 5 分钟。按揉穴位用以恢复期配合针刺治疗，急性期仍以针刺为主；

③用中指按揉两侧迎香至鼻通气。

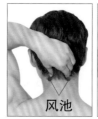 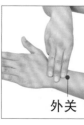 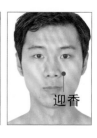

风池　外关　迎香

风热感冒 大椎，曲池，外关

典型症状：头胀痛，咽喉红肿疼痛，咳嗽，痰黏或黄，鼻塞流黄涕，口渴喜饮。

方法：①用碘伏对大椎处进行皮肤常规消毒，选用三棱针或血糖针，速刺速出，针刺入一般不宜过深，挤出数滴血液；

②用拇指按揉曲池、外关各 5 分钟。

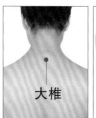 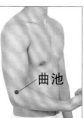 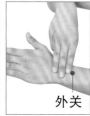

大椎　曲池　外关

手足冰凉 督脉，神阙，耳部

典型症状：手足冰冷。

方法：①督脉铺灸；

②隔盐艾灸神阙 3 ~ 5 壮；

③用双手示指和拇指夹住耳部，做往返上下搓擦，以产生热感为宜。

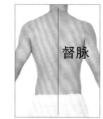 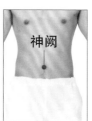

督脉　神阙

更年期综合征 肝俞，肾俞，三阴交

典型症状：月经失调，潮热盗汗，心悸，失眠，多虑，烦躁易怒。

方法：①患者俯卧，操作者用手掌自患者肩背部两侧直推至腰骶部，反复操作直至患者背部皮肤潮红，微微发热；

②用拇指重点按揉肝俞、肾俞各 3 ~ 5 分钟；

③用拇指按揉三阴交 3 分钟。

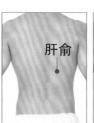 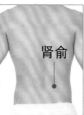 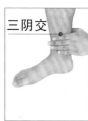

肝俞　肾俞　三阴交

高血压病 曲池，太冲

典型症状：头痛，头晕，伴耳鸣，眼前突然发黑。

方法：①用拇指按揉曲池 1 ~ 3 分钟；

②用示指按揉太冲 1 ~ 3 分钟。

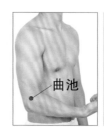 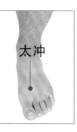

曲池　太冲

中风后遗症 百会，曲池，合谷，阳陵泉，三阴交，太冲

典型症状：半身不遂，或伴言语不利，饮水呛咳，口眼㖞斜。

方法：①用中指按揉百会1～3分钟；

②用拇指按揉曲池1～3分钟；

③用拇指按揉合谷1～3分钟；

④用示指按揉阳陵泉1～3分钟；

⑤用示指按揉三阴交1～3分钟；

⑥用示指按揉太冲1～3分钟。

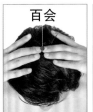 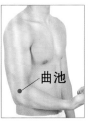 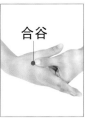
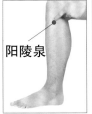 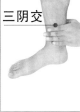 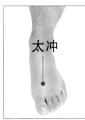

糖尿病 天柱，阴陵泉，劳宫

典型症状："三多一少"，多饮、多尿、多食及消瘦。

方法：①双手拇指按压天柱每天50次，力度以胀痛为宜；

②双手拇指按揉阴陵泉每天100次，力度稍重；

③掐按手掌心的劳宫每天100次，力度稍重，以胀痛为宜。

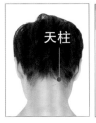 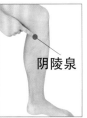 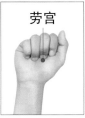

脂肪肝 行间，天枢，阳陵泉，丰隆

典型症状：肥胖，乏力。

方法：①用发夹或牙签刺激行间10～15次，力度适中；

②按揉天枢或直刺1～1.5寸，导气法。留针30分钟；

③阳陵泉、丰隆直刺1～1.5寸，泻法。留针30分钟。

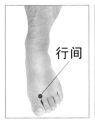 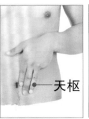 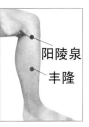

中暑 水沟，十宣

典型症状：头晕、肢体痉挛、上吐下泻、休克等。

方法：①用拇指掐水沟至苏醒；

②十宣点刺放血。

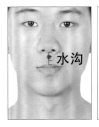 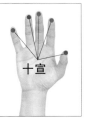

缓解疲劳 督脉，神阙

典型症状：易疲劳。

方法：①督脉铺灸；

②隔盐艾灸神阙3～5壮。

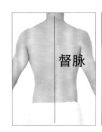 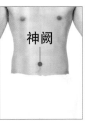

附录 了解常用术语，取穴更简单

头面部

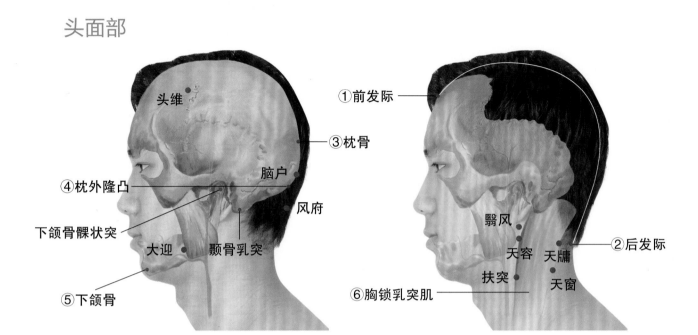

①前发际：指前额与头发的交界处。

②后发际：指头发与颈部交界处。

③枕骨：头颅骨的后部分，俗称"后脑勺"。

④枕外隆凸：位于枕部，为枕骨向后最突出的隆起。

⑤下颌骨：下颌骨是颌面部唯一可动的骨骼，通俗地说就是下巴骨。

⑥胸锁乳突肌：位于颈部两侧皮下，起自胸骨柄前面和锁骨的胸骨端，止于颞骨的乳突。可以使头在水平方向上从一侧向另一侧观察物体。

上肢部

①前后：手的指尖方向为前，手腕方向为后。

②上下：手臂为上，手掌为下，手腕为上，指尖为下。

③掌侧与背侧：手掌为掌侧，手背为背侧。

④桡骨与尺骨：人的前臂有两根长骨，位于前臂外侧，拇指一侧的是桡骨；位于前臂内侧，小指一侧的较长骨是尺骨。尺骨下端有一小锥状突起凸向下方，即是尺骨茎突。尺骨近端后方位于皮下的突起为鹰嘴。

⑤桡侧与尺侧：手臂的横向方向，桡骨为桡侧，尺骨为尺侧。手拇指方向为桡侧，也称外侧；小指方向为尺侧，也称内侧。

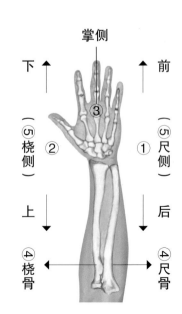

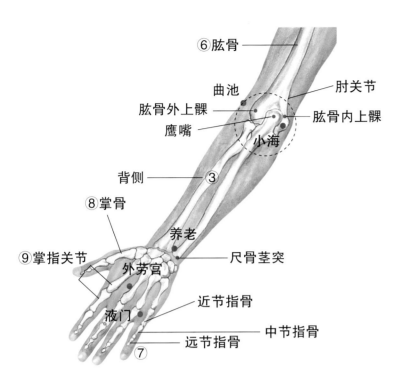

⑥肱骨
曲池
肘关节
肱骨外上髁
鹰嘴
肱骨内上髁
小海
背侧 ③
⑧掌骨
养老
⑨掌指关节
外劳宫
尺骨茎突
近节指骨
液门
中节指骨
远节指骨
⑦

⑥肱骨：肱骨位于上臂。下端的内、外侧部各有一突起，分别称为内上髁和外上髁，与尺、桡骨的上端构成肘关节。

⑦指骨：拇指为2节，其余各指均有3节指骨。距手掌近的指骨为第1节，称做近节指骨，距掌面远的指骨为第3节，称做远节指骨。两节之间为第2节，称中节指骨。

⑧掌骨：共5块，由桡侧向尺侧依次为第1～5掌骨。掌骨也分体两端，近侧端称为底，远侧端为掌骨小头。

⑨掌指关节：由掌骨小头与近节指骨底构成，由桡侧向尺侧依次为第1～5掌指关节。

⑩赤白肉际：手掌、脚掌的皮肤比较白，手背、脚背的皮肤比较红褐，手背、脚背与手掌、脚掌皮肤的交界线，都叫赤白肉际。

⑪三角肌：位于肩部，凸出上臂，呈三角形，酷似虎头。可以使肩关节外展、后伸。

⑫肱二头肌：位于上臂前侧，整肌呈梭形，收缩时会鼓起。

⑬腕屈肌腱：在前臂掌侧，在手握拳时有三条非常明显的肌腱，靠近拇指的是桡侧腕屈肌腱，靠近小指的是尺侧腕屈肌腱，中间的是掌长肌腱。

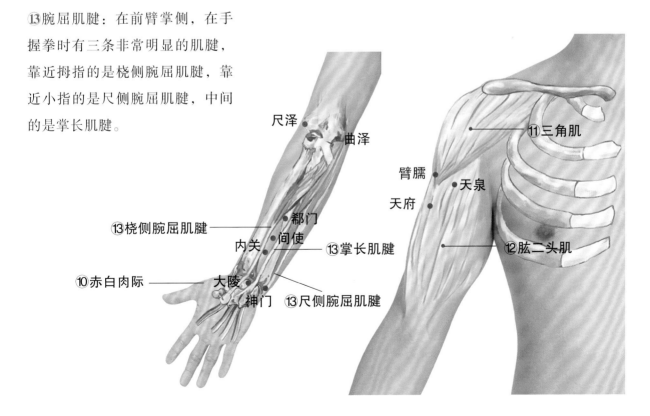

尺泽
曲泽
臂臑
天泉
天府
⑪三角肌
⑬桡侧腕屈肌腱
郄门
间使
内关
⑬掌长肌腱
⑩赤白肉际
大陵
神门
⑬尺侧腕屈肌腱
⑫肱二头肌

胸腹部

①锁骨：锁骨架于胸廓前上方，横于颈部和胸部交界处。锁骨上方的凹陷部为锁骨上窝，锁骨下方的凹陷部为锁骨下窝。

②肋骨：肋骨共 12 对。肋间隙为两个肋骨之间的空隙，第 1 肋骨下面的间隙为第 1 肋间隙，第 2 肋骨下面的间隙为第 2 肋间隙，其余以此类推。

③胸剑结合：在胸部，身体的前正中线有块骨头称为胸骨，胸骨的最下端（胸部和腹部交界处）就是胸剑结合。

④锁骨中线：通过锁骨中点向下的垂直线。

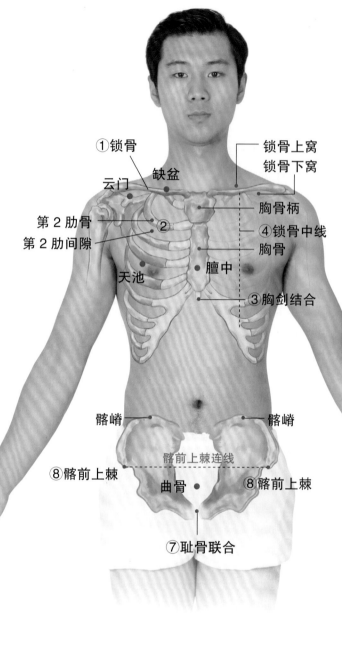

⑤腋中线：自腋窝顶向下的垂直线。

⑥脐水平线：由脐中作线环绕身体一周所形成的线。

⑦耻骨联合：在正中线上，两条大腿根部正中。

⑧髂前上棘：指髂嵴的前端。两侧髂前上棘向前下方最突出的点的连线就是两侧髂前上棘连线。

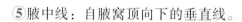

144

脊背部

①肩胛冈：肩胛骨的后侧有一横行的隆起，其外侧端称肩峰，是肩部的最高点。肩胛冈上下的凹陷称为"冈上窝、冈下窝"。

②脊椎：人体脊椎由26块脊椎骨组成，即颈椎7块、胸椎12块、腰椎5块、骶骨1块、尾骨1块。

③棘突：脊椎髓弓中央的刺状或棱鳞形的背部隆起部，是脊椎各节的棘突，即背后正中线，可摸到的一个个硬的突起。

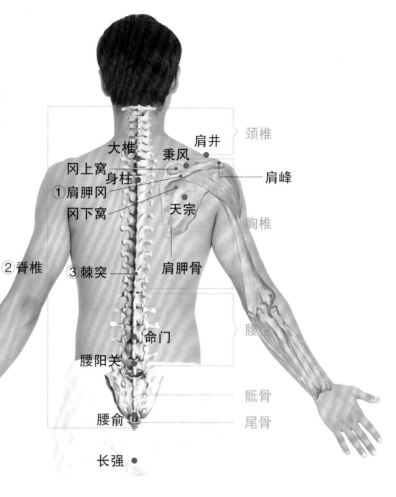

下肢部

①前后：足趾为前，足跟为后。

②内侧与外侧：胫骨踝骨侧为内侧，腓骨踝骨侧为外侧。

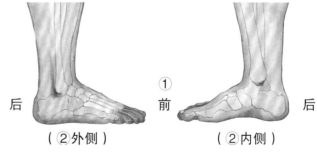

（②外侧）　　　（②内侧）

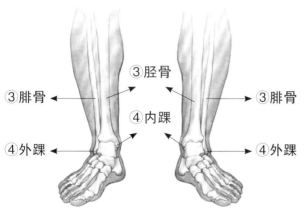

③胫骨与腓骨：人的小腿有两根长骨，位于小腿的内侧是胫骨；位于小腿的外侧部的是腓骨。

④内踝与外踝：胫骨下端与距骨相接的关节面，内侧有伸向下的骨突，叫做内踝；腓骨下端形成的突起为外踝。

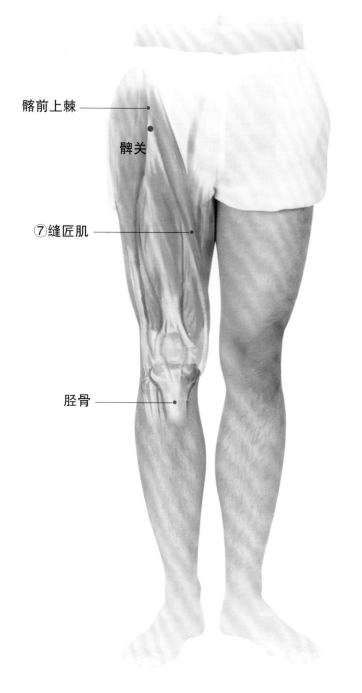

髂前上棘

髀关

⑦缝匠肌

胫骨

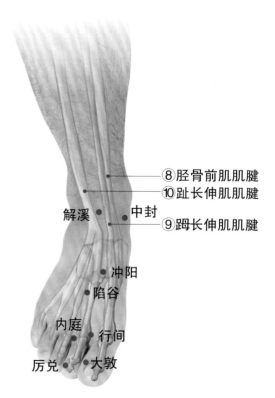

⑥

⑤ 第1跖骨
第2跖骨
第3跖骨
第4跖骨

远节趾骨
中节趾骨
近节趾骨

第5跖骨

⑤跖骨：组成足底的小型长骨，由内侧向外侧依次为第1~5跖骨。

⑥趾骨：跖骨前侧的骨头为趾骨，趾骨分为近节趾骨、中节趾骨及远节趾骨，拇指无中节趾骨。

⑦缝匠肌：是使腿部弯曲的细长的大腿肌肉，也是人体最长的肌，起自髂前上棘，斜向内下方，经膝关节内侧，止于胫骨上端内侧面。

⑧胫骨前肌肌腱
⑩趾长伸肌肌腱
⑨蹬长伸肌肌腱

解溪
中封

冲阳
陷谷
内庭
行间
厉兑
大敦

⑧胫骨前肌：起于胫骨前外侧面，止于第1楔骨及第1跖骨底，作用为使足背屈并内翻。

⑨蹬长伸肌：起于胫骨前外侧面，止于蹬指远侧趾骨底，作用为伸蹬指及使足背屈并内翻。

⑩趾长伸肌：肌腱分为4束，分别以趾背腱膜止于第2~5趾的中间和远侧节，作用为伸2~5趾，并助足背屈。

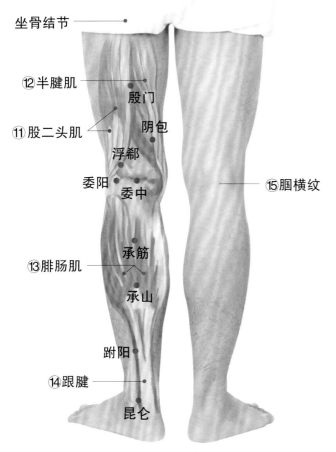

坐骨结节

⑫半腱肌

殷门

阴包

⑪股二头肌

浮郄

委阳

委中

⑮腘横纹

承筋

⑬腓肠肌

承山

跗阳

⑭跟腱

昆仑

⑪股二头肌：位于大腿后侧，有长短两个头，基本功能是使小腿后屈。

⑫半腱肌：位于大腿后侧，起自坐骨结节，终止于胫骨上端内侧面，主要作用是伸髋、屈膝。

⑬腓肠肌：小腿后面浅层的大块肌肉，俗称小腿肚子。

⑭跟腱：跟腱是位于踝关节后方的一条大的肌腱。它连接小腿后方的肌肉群到跟骨，在体表形成了明显的条状突起。

⑮腘横纹：指屈膝时膝关节后方的横纹。

索引

按拼音速查术语

四季养生特效穴速查

按拼音速查穴位